練腳掌是最好的復健！

釋放痛症・骨架回正・消除腰痠背痛

多實證，鍛鍊腳掌有助回復、舒緩關節痛、擺脫足底筋膜炎

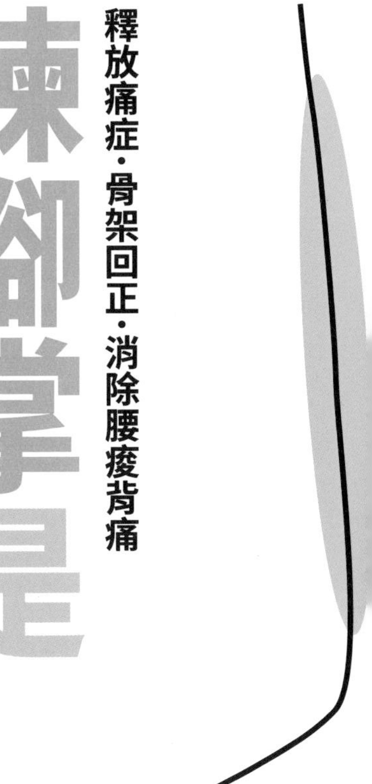

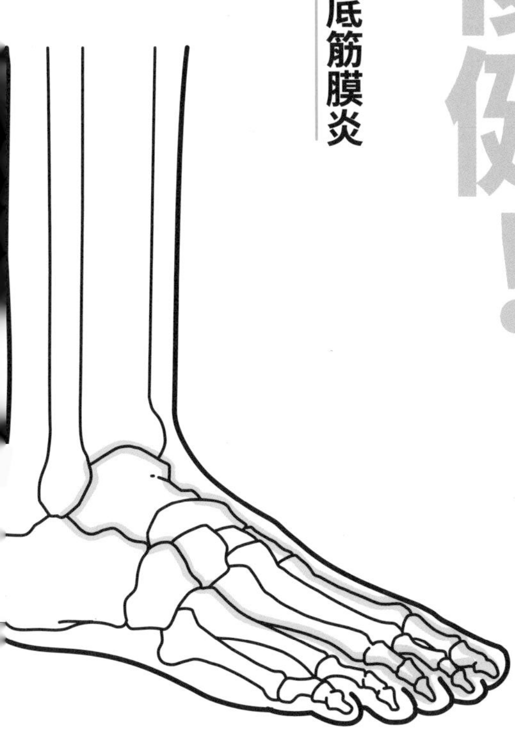

足裏を鍛えれば
死ぬまで歩ける!

臀部運動專家
松尾タカシ／著
廣島大學研究所
醫齒藥保健學研究科講師
前田慶明／監修
蔡麗蓉／譯

前言

人人皆可能發生寸步難行的危機

如今已是人生八十才開始的年代，日本成為世界第一長壽國，男性平均壽命約八十一歲，女性甚至達高齡八十七歲，據說不久後，「人生一百才開始」的年代，即將到來。

這真的是很值得開心的事，我們能夠長時間投入熱愛的工作，以及喜愛的嗜好當中，也能守護著自己的孩子、孫子，甚至能一直看著曾孫長大成人。

期盼自在生活到八十歲，乃至於到一百歲，身體健康無虞是一大前提。此時大家必須留意的，就是不能跌倒。

依據二〇一七年厚生勞働省人口動態統計資料顯示，每年因跌倒或摔倒而喪命的人數，約達九千六百人，高於在交通事故中死亡的人數（約五千人）。（編注：台灣六十五歲以上老年人意外死亡原因，依據衛福部國健署二〇一八年死因統計，六十五歲以上事故傷害死亡原因，第一位為交通事故（每十萬人三十四・七人），第二位為跌倒（每十萬人二十五・七人）。

此外，就算不至於喪命，只要一跌倒，導致「臥床不起」的可能性就會升高。這部分參考二〇一六年厚生勞働省的國民生活基礎調查結果，在「依照需要看護程度分析需要看護之主要原因構成比例」的「需要看護者」項目中，「骨折、跌倒」乃僅次於失智症等疾病，高居第四名的原因，其比例甚至占整體的十一%左右。

聽聞這項調查結果之後，想必有人會有感而發：「的確最近有時會走不穩，外出時得多加小心才行……」但是，**老人家在家裡發生意外的比例，其實比外出時高出許多**。

而且在家裡最容易發生意外的場所，並不是樓梯也非浴室，而是在起居室，比例高達四十五%（資料參考：二〇一七年「內閣府高齡社會白皮書」）。因為上了年紀下半身無力的話，些微落差都會使人跌倒。

「走不動」、「臥床不起」絕對不會與你無關，其實現在你正面臨這種危機。

快樂人生取決於「步行力」

「平均餘命」這個名詞大家聽說過嗎？這是根據死亡率等數據，計算出某個年齡的人「平均還能活幾年」的數值。依據二〇一七年厚生勞働省的資料（簡易生命表／主要年齡平均壽命）顯示，七十歲男性的平均餘命將近十六年，七十歲女性的平均餘命約二十年。換個方式來說，也就是「七十歲過後還能活二十年」，所以很多人會覺得，「人生才剛剛開始而已」。但是這段期間最大的課題，在於這二十年能不能健康過活，而不會臥床不起。

想要長命百歲，不用去擔心身體健不健康的問題，關鍵便在於，用自己雙腳行走的能力。

只要能走得動，旅行時便能走到更遠的觀光景點去探險，還能輕鬆造訪在電視或雜誌上發現的美食餐廳，甚至能自由自在到臨近超市採買，這全是因為能夠健步如飛的關係。

反過來說，當走不動的時候，就會變得難以步行移動，久而久之會覺得走路很折騰人。再加上我們人類都會逃避痛苦的事情，漸漸地，會覺得外出很麻煩，容易窩居在家……

肌肉不去使用就會衰退，所以減少外出將演變成肌肉退化，陷入步行力衰減的惡性循環。

另外，還有一點要提醒大家，步行力其實與健康息息相關。

根據最近各式各樣的研究顯示，證實「步行速度慢＝失智症風險高」。尤其大家應留意，步幅比走路速度更重要。東京都健康長壽醫療中心研究所有項研究指出，步幅小的人比步幅大的人，認知功能下降的危險性高出二·八倍。所以說，想要預防失智症，還是不能欠缺健步如飛的能力。

走路時「步伐穩健」的人其實很少

自己的身體好不好，其實很難斷定。所以現在要來檢測看看，你的步行力是否衰退了。

檢測方式很簡單，請大家當場起立，試著將單腳稍微離開地面看看。如果你能保持這個姿勢長達三十秒，代表你還很健康。

這個檢測方式能測出單腳站立的平衡感。走路時，我們一定會有一瞬間用單腳支撐身體，因此，無法單腳取得平衡的話，將無法正常步行，而且走路速度會變慢，還會經常走不穩。

無法用單腳站穩三十秒的人，表示你的身體已經亮黃燈了，未來很有可能走路會出問題，但是不必擔心，只要參考本書介紹的腳掌運動，就能找回平衡力、前進力、衝擊吸收力這方面的腳掌機能。

〈簡易檢測法〉**單腳站立**

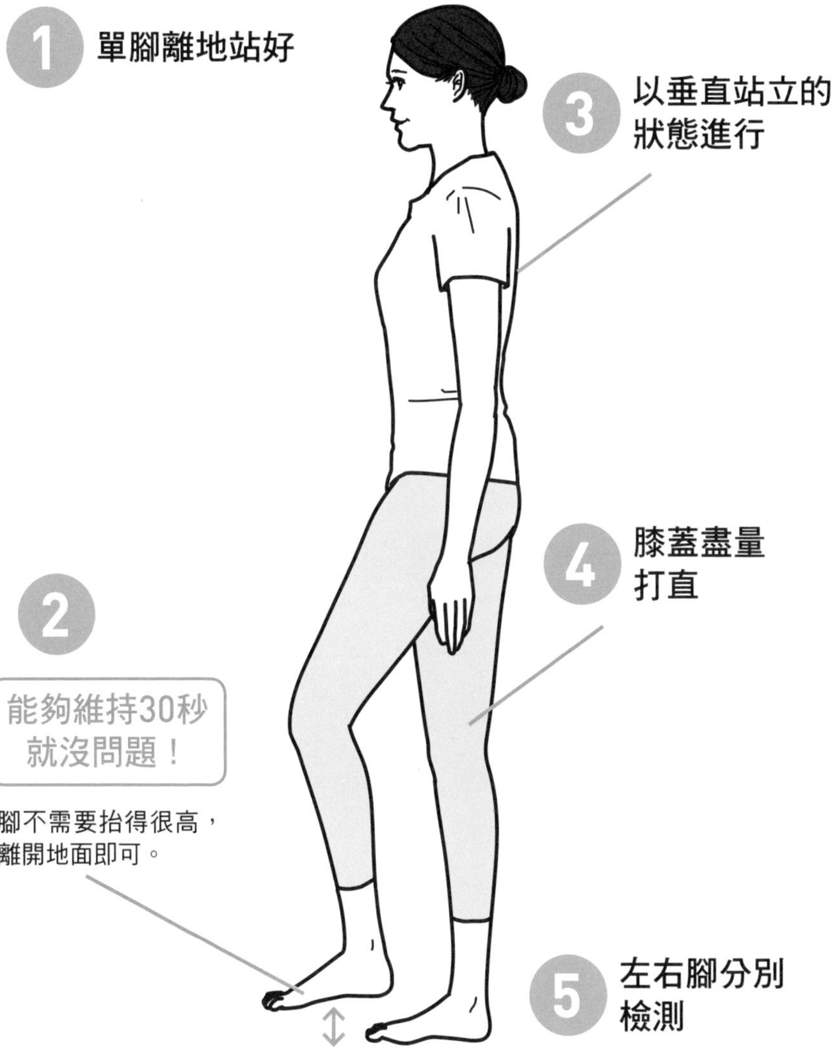
1 單腳離地站好
2
能夠維持30秒
就沒問題！
腳不需要抬得很高，
離開地面即可。
3 以垂直站立的
狀態進行
4 膝蓋盡量
打直
5 左右腳分別
檢測

用「腳掌」走路，讓人健康自在走到老

我是日本首位的臀部運動專家，自二〇一一年起開始提供健身訓練課程，長期都在協助許多人解決身體方面的種種困擾。

由我提出的臀部訓練課程，基本上會依照固定步驟進行訓練，重點放在訓練時的姿勢，而且所有步驟正好依循著我們人類從新生嬰兒一路成長到大的過程。訓練時從仰躺姿做起，接著會採取橫躺姿、趴臥姿、四足跪姿、坐姿、跪姿及站姿。

臀部訓練課程的效果十分顯著，臀部肌肉會明顯發達起來，曾幫助許多人解決了各式困擾，例如，有位右膝疼痛，年約八十歲的女性，現在又能享受登山之樂了，還有一位飽受左膝劇痛之苦的五十歲男性，如今已能重拾畢生熱愛的冰壺運動。但是也有人訓練過程一路順利，卻在中途面臨到些許瓶頸，最多人遇到瓶頸的時間點，都是

從「跪姿」進展到「站姿」這段過程。

我感到很意外，百思不得其解，最後終於發現問題出在「腳掌」。因為多數遇到瓶頸的人，都不知道如何好好運用腳掌。

腳掌主要用來保持平衡，踩踏地面傳達前進的力量。我通常會用「臀部等於引擎，腳掌類似輪胎」的表現方式，說明臀部與腳掌的關係。臀部肌肉屬於身體面積最大塊且最有力的肌肉，負責生成用來步行的力量，並吸收衝擊力。但是就算引擎（臀部）再有力，要是輪胎（腳掌）爆胎的話，如同車子的人體就會無法順暢前進。當我發現這個原理之後，便將鍛鍊腳掌的訓練方式也融入臀部訓練法當中。結果，過去面臨瓶頸的人，臀部訓練成效竟奇蹟似地更上一層樓了。

我是名臀部運動專家，接觸過逾三萬名學員，我的目標是，讓每一個人都能擁有健康的身體健步如飛到一百歲。想要實現這個目標，萬萬不能忽視腳掌的問題。腳掌訓練法做起來很簡單，在家就能做，不必勤跑健身房。而且無論你現在幾歲，都能開始鍛鍊腳掌。期盼能有愈來愈多的人，一起來練腳掌！

目錄

第1章

練腳掌，讓雙腳走到老！

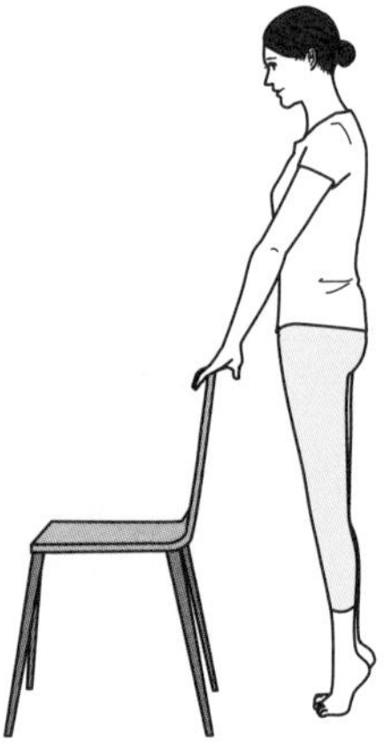

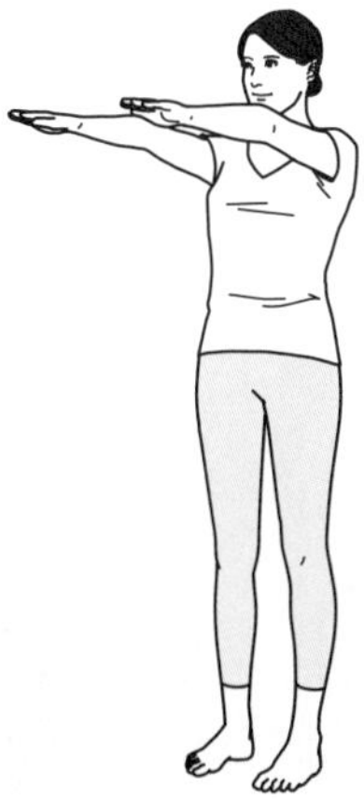

第2章

一天十分鐘！基本腳掌運動

第3章

立刻做！分級腳掌運動

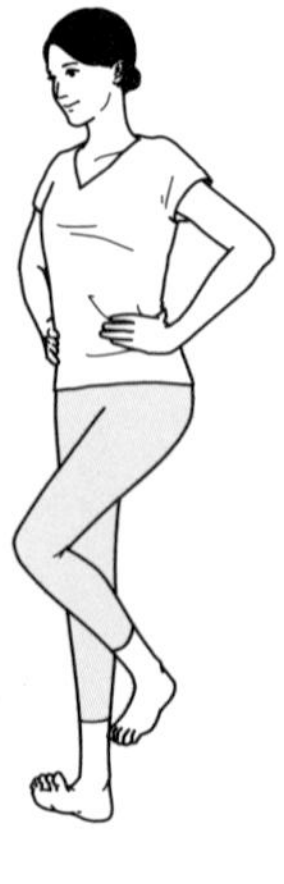

第4章

擺脫疼痛不適！對症下藥的腳掌運動

第5章

找回衰退的腳掌力

第6章

留意小細節 健步如飛到百歲

※本書內容僅供維持健康之用，並無法治療任何疾病，身患疾病、既往症及正在接受治療的人，請向主治醫師諮詢。

第1章

練腳掌，讓雙腳走到老！

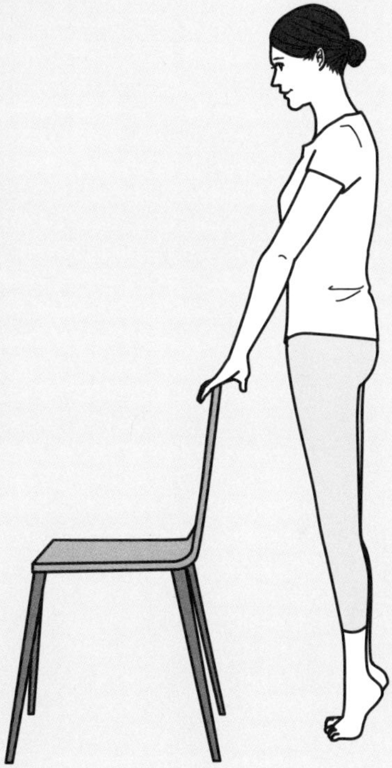

容易走不穩、走不動……的人，
原因就出在，沒有好好運用腳掌。
先來檢測看看你平時都是如何運用腳掌吧！

檢測「臥床不起危險度」

誠如第三頁的說明，跌倒是導致臥床不起十分危險的因素之一。所以說，維持身體健康避免跌倒，也是長命百歲的條件之一。

容易跌倒的人，或是步行困難的人，通常有一種傾向，這點可從日常生活中的小細節看出端倪，也能從身體的某些小動作窺知一二。

說明腳掌運動之前，請大家先來觀察一下自己的生活，檢測一下「臥床不起的危險度」。

再者，從走路方式也能分析出你「臥床不起的危險度」（參見第十九頁）。例如，當你雙腳步幅（走路時前後腳的距離）變小時，或是雙腳間距（走路時左右腳的距離）變大時，就要特別留意，還有「走路變慢」這一點，也是顯而易見的變化之一，出現這些現象，代表你步行力方面的各項機能都衰退了。

〈簡易檢測法〉臥床不起危險度

符合該項描述時請打勾，最後計算打勾數即可得知你的「臥床不起危險度」→ 解說內容參閱第18頁

	腳尖打直平行靠攏站立時，感覺會變成內八的姿勢
	蹲不太下去，或是一蹲下就好像要往後倒的感覺
	無法用腳尖站立保持不動 （無法將體重落在大拇趾根部的拇趾球上）
	沒辦法站著穿襪子
	經常絆倒（尤其是在家裡）
	走路速度感覺比以前慢
	沒辦法用很快速度下樓梯（包含下坡）
	爬上樓梯後，感覺小腿肚脹脹的
	在柔軟地面或地面凹凸的地方走路感覺很吃力 （或是會覺得走不穩）
	經常在雙腳腳尖出力
	容易扭傷（或是走路時會害怕扭傷）
	站立時感覺體重落在局部腳掌 （例如只落在腳掌前側、內側或外側等等）
	走路超過十五分鐘就會覺得小腿肚脹脹的 （或是腳掌容易累、雙腳局部會痛）
	腳掌某部分容易長繭（硬化的皮膚）或水泡
	患有拇趾外翻、小趾內翻、足底筋膜炎等足部疾病 （或是有時會覺得雙腳及膝蓋會痛或怪怪的）。

你有臥床不起的危險嗎？

打勾數超過兩個以上的人，代表你的足部機能開始衰退了。打勾數超過七個的人，請馬上開始做腳掌運動！

打勾數

0~1個

預防最重要！

目前你的足部機能看似沒有問題，但是千萬不能大意。建議平時就要開始做腳掌包含足部的訓練，並好好保養，盡量維持現狀。

打勾數

2~6個

儘早因應！

包含腳掌在內，足部機能已經開始明顯衰退了，日後演變成臥床不起的機率相當高。假使一直不當一回事的話，足部機能會衰退得更加厲害。從今以後必須好好保養足部，儘早開始做腳掌運動！

打勾數

7個以上

現在馬上說做就做！

不只腳掌，整個足部機能已經衰退得非常厲害了，日後變成臥床不起的機率非常之高。必須儘快採取行動加以改善。現在就應該開始做腳掌運動，養成每天都做的習慣，並且持之以恆。

確認平時的走路方式

從平時的走路方式，也能看出「臥床不起危險度」有多高。符合下方描述的人，務必多加留意。

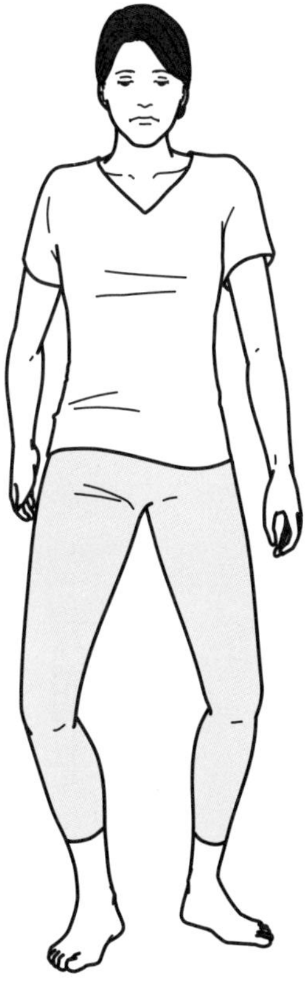

走路方式像這樣的人，要特別留意！

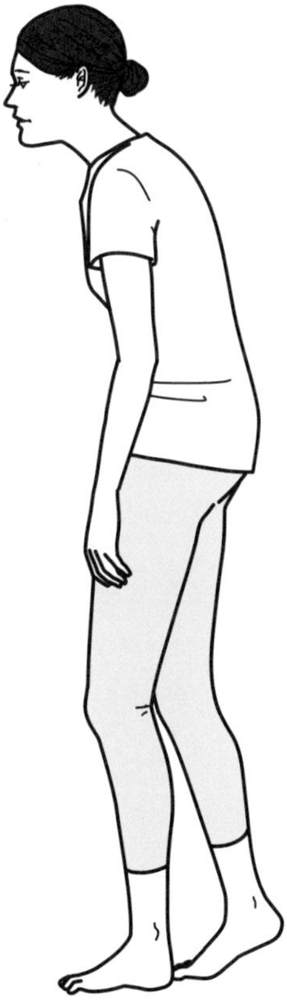

從正面觀察的走路方式

- 怕跌倒，走路時一直看著腳。
- 雙腳間距（從正面觀察時，左右腳的距離）變大，以保持平衡。
- 膝蓋向外打開。
- 腳尖往外打開。

從側面觀察的走路方式

- 變成駝背姿勢。
- 腳抬不高，老是「走路拖地」。
- 雙腳步幅小。
- 膝蓋沒有打直。

三分鐘「腳掌健康度」檢測法

檢討日常生活，確認過「臥床不起危險度」後，現在要請大家活動一下身體，檢測自己的「腳掌健康度」。

檢測方式分成①蹲姿檢測、②腳跟平衡檢測、③單腳腳跟抬高檢測這三個檢測法，請務必依序進行，譬如當檢測法①完成後，再進入檢測法②。當你無法完成①蹲姿檢測，你的腳掌健康度即為零級；如果你能完成①蹲姿檢測，卻無法完成②腳跟平衡檢測的話，你的腳掌健康度則為一級；假使你能完成②腳跟平衡檢測，卻無法完成③單腳腳跟抬高檢測的話，你的腳掌健康度屬於二級；所有檢測法皆能完成的人，則是三級。

這部分要確認大家的腳掌力（腳掌的柔軟度與肌力）。腳掌健康度為零級或一級的人，格外需要留意。當你的腳掌機能衰退，步行時恐怕會出現障礙。

〈腳掌健康度檢測法❶〉蹲姿檢測

① 手臂往前伸直後站好

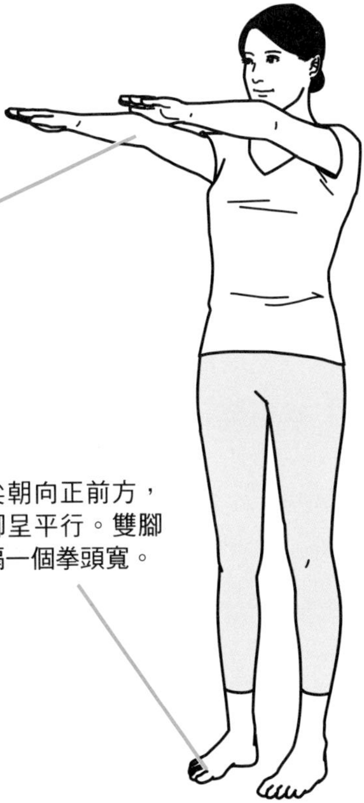

手臂朝向正前方用力伸直。

腳尖朝向正前方，雙腳呈平行。雙腳間隔一個拳頭寬。

※請赤腳做動作。

② 蹲著維持30秒

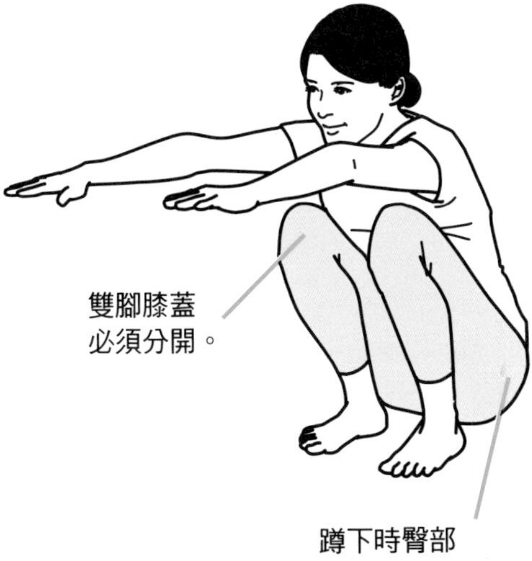

雙腳膝蓋必須分開。

蹲下時臀部貼著腳跟。

能夠蹲著30秒即可通過這項測試！

⇔繼續進行檢測法2(第22頁)

這種情形代表沒通過測試

- 蹲不下去。
- 蹲下腳尖就會朝外。
- 膝蓋等處會痛。

〈腳掌健康度檢測法❷〉腳跟平衡檢測

1 腳尖與雙腳前側抬高，單靠腳跟站著

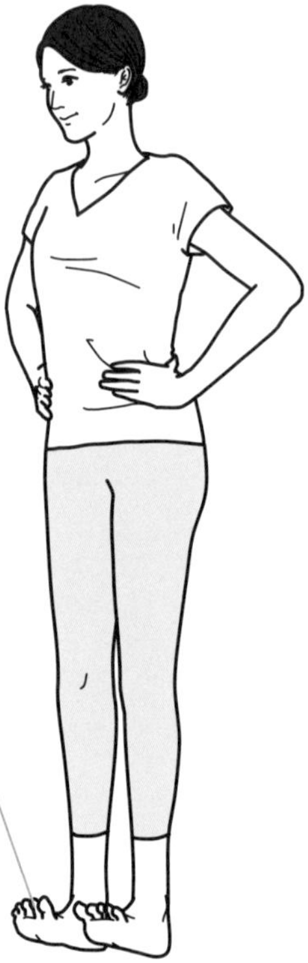

腳尖朝向正前方，雙腳呈平行。雙腳間隔一個拳頭的距離。

※請赤腳做動作。

2 單靠腳跟踏腳30秒

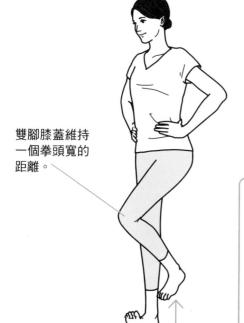

雙腳膝蓋維持一個拳頭寬的距離。

能夠踏腳30秒
即可通過這項測試！

⇔繼續進行檢測法③第23頁

這種情形代表沒通過測試

- 雙腳前側會貼地。
- 無法好好取得平衡。
（尤其身體不能左搖右晃）

〈腳掌健康度檢測法❸〉 單腳腳跟抬高檢測

1 用腳尖站好

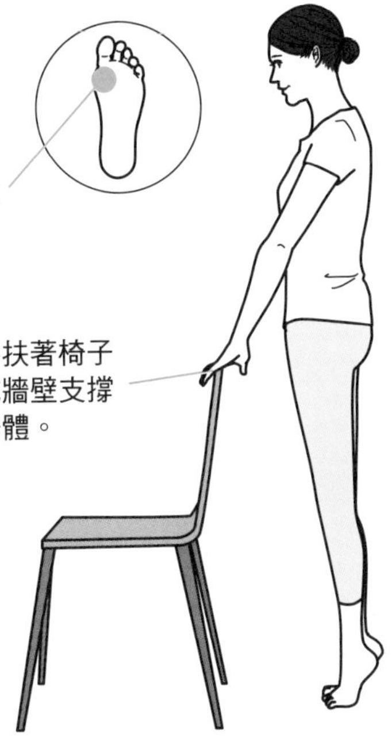
將體重落在大
拇趾的根部。
手扶著椅子
身體。

腳尖朝向正前方，雙腳呈平行。
雙腳間隔一個拳頭寬。

※請赤腳做動作。

2 單腳離地30秒

另一隻腳也以相同方式進行。

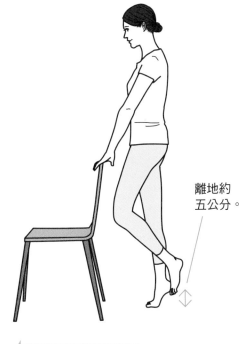

左右腳都能離地30秒
即可通過這項測試！

這種情形代表沒通過測試

- 靠著椅子或牆壁。
- 貼地的那隻腳，腳跟逐漸往下降。
- 體重落在小趾根部而非大拇趾根部。

結果請參閱第24頁

〈腳掌健康度檢測法〉結果分析

零級或一級

零級／無法完成「❶蹲姿檢測」
一級／可以完成「❶蹲姿檢測」，但是無法完成「❷腳跟平衡檢測」

▼

腳掌力已經衰退了。由於雙腳步幅小所以走路速度變慢，而且平衡感變差，以致於跌倒的風險升高，對於其他關節的負擔也會變得相當大。

二級

雖然可以完成「❶蹲姿檢測」和「❷腳跟平衡檢測」，卻無法完成「❸單腳腳跟抬高檢測」

▼

腳掌力開始衰退了。這種狀態如再持續下去，不僅跌倒風險會變大，走路速度還會變慢，帶給關節的負擔也將進一步變大。

三級

「❶蹲姿檢測」、「❷腳跟平衡檢測」和「❸單腳腳跟抬高檢測」全都完成了

現在的腳掌力十分理想，但是腳掌力很容易因為一些原因便衰退，因此請隨時留意維持現狀並強化腳掌力。

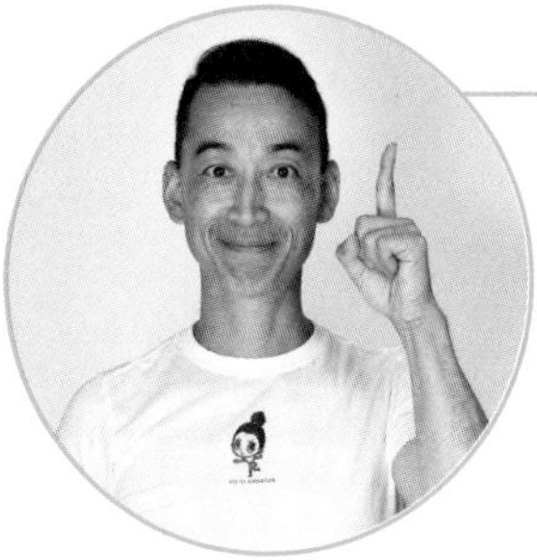

平日我們並不會去鍛鍊到腳掌，所以沒有刻意保養的話，將隨著年齡增長而逐步衰退。只要你能持續做腳掌運動，無論到了幾歲，你的腳掌力都能有所提升。除了零級及一級的人之外，三級的人也都應該來做做腳掌運動！

步行困難問題在於，沒用腳掌外側走路

將「步行」分解動作之後，會發現左右腳一直在重複著「單腳離地往前跨出」的動作。雖然整個動作看似簡單，但是腳掌卻一直在進行維持身體平衡，以及將重心從腳跟通過外側往內側大拇趾移動的細微動作。

尤其關鍵在於如何維持平衡。單腳離地，意指僅靠另一隻腳支撐身體維持平衡。這時候運用腳掌的「腳跟」、「小趾根部」、「大拇趾根部」連成的「三角構面」，也就是以「整個面」支撐身體維持平衡，才是最正確的方式。但是多數人走路時，都是單靠腳跟至大拇趾，或是腳跟至小趾這種單側的「線」在支撐著身體。尤其很多人無法妥善運用外側的線支撐身體，於是才會走路不穩或容易疲勞。

步行時運用「三角構面」支撐身體

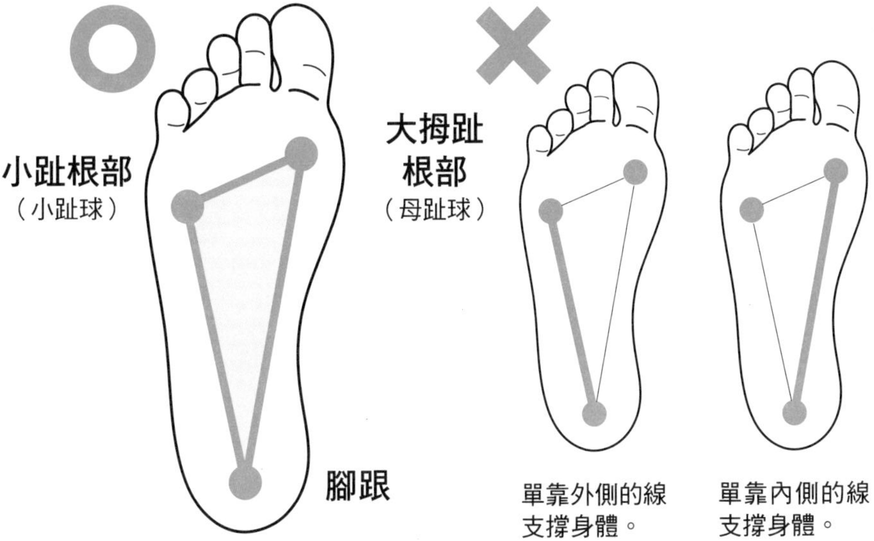

單靠外側的線
支撐身體。

單靠內側的線
支撐身體。

靠單腳支撐身體時，用三角構面支撐身體才是維持平衡最正確的方式。

很多人不用外側的線，而且內側的線也不穩定。

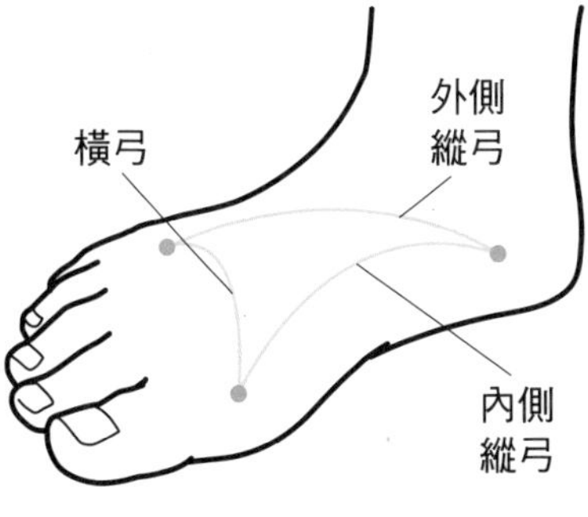

想要運用三角構面，必須形成內側縱弓、外側縱弓，以及橫弓這三個足弓。

詳情請參閱第102頁

一天十分鐘腳趾猜拳運動，讓人健步如飛走到老！

做完第十六頁「臥床不起危險度」的檢測之後，證實腳掌機能衰退的人，可能並沒有運用三角構面在支撐身體。如果沒有好好調整形成三角構面的內側縱弓、外側縱弓及橫弓這三處足弓（第一〇二頁），腳掌機能將愈發衰退。

想讓足弓恢復正常，我建議大家來試試「腳趾猜拳運動」，這項運動做起來不但簡單，而且隨時隨地都能進行，更不需要使用特別的工具。說不定有些人會因為太過簡單，質疑「只做腳趾猜拳運動是否真的有效？」但是腳趾猜拳運動確實有效果。平常我們並不會刻意去鍛鍊腳掌，所以只需要做些運動，就能帶給腳掌充分刺激，使腳掌找回機能，維持運作。

詳細內容將自下一章起為大家說明，請大家一定要來挑戰看看！

腳趾猜拳運動的預期功效

- 調整足部相關肌肉，形成足弓，以正確運用「三角構面」。（讓腳掌能正確踏在地面上）
- 站在任何地面及地板都能取得平衡，盡量避免走不穩及跌倒的情形。
- 強化腳踏出去的力道，使雙腳步幅加大。還能加快走路速度，讓人健步如飛。
- 使力量從臀部順利傳達至膝蓋、腳尖，讓臀部肌肉的力量發揮至最大極限，使「步行力」提升！
- 來自地面的衝擊能妥善傳導至臀部，改善腰痛、膝蓋痛等不適症狀。

經驗分享

幸好有做腳掌運動！

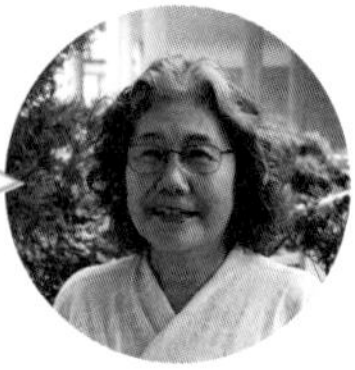

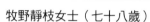

走路不再絆倒，腰痛也改善了！

牧野靜枝女士（七十八歲）

我希望身體永遠健康，才能從事我最熱愛的國外旅行，於是我去上了松尾教練指導的「腳掌運動」和「臀部運動」課程。

我覺得運動後最大的收穫，就是不會再「絆倒」了。過去不管是走在路上還是待在家裡，在平坦地面絆倒或跌倒的頻率相當高，不過現在我快要絆倒時，都能單腳用力踏地避免倒下去。

後來松尾教練還建議我：「穿著襪子或拖鞋會讓腳掌感覺變遲鈍，所以在家請赤腳。」並教我做「張開大拇趾與小趾」（第六十頁）這類的運動，那段期間，我開始每天都會仔細地保養足部。之前有陣子我患有腰痛，後來也是做了松尾教練的運動後有改善。

松尾教練設計的運動看似簡單，沒想到做過之後，身體會感覺到適度的負擔，對於鍛鍊腳掌非常見效。我十分感謝松尾教練，讓不擅於運動及做體操的我，也能安全無虞地享受做運動的樂趣，我也會持之以恆地一直做下去。

做腳趾猜拳運動後，改善了足底筋膜炎！

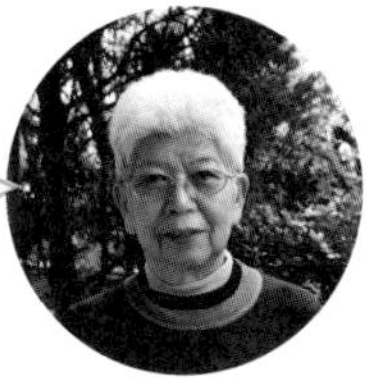

關內美智子女士（八十一歲）

我一直都是一個人生活，所以覺得能夠身體健康活到老才是最重要的事，沒想到我卻在五年前罹患了「足底筋膜炎」。

每當我走路或起身時，腳掌就會很痛，雖然也曾上骨科求診，但是當時醫生並沒有仔細教導我怎麼做才能改善，後來我上網找資料，也試過了針灸治療，卻一直不見起色。

於是，我去向曾經指導過我「臀部運動」的松尾教練諮詢，他建議我：「既然問題出在腳心空間不夠，只要訓練腳掌使足弓恢復正常，就能有所改善。」所以我才會開始做「腳掌運動」。

後來我在做「腳趾猜拳」（第四十頁）等運動的期間，疼痛竟逐漸減輕了。

當初要是沒去上松尾教練的課，對於腳掌痛的情形，我可能會一直忍耐下去。

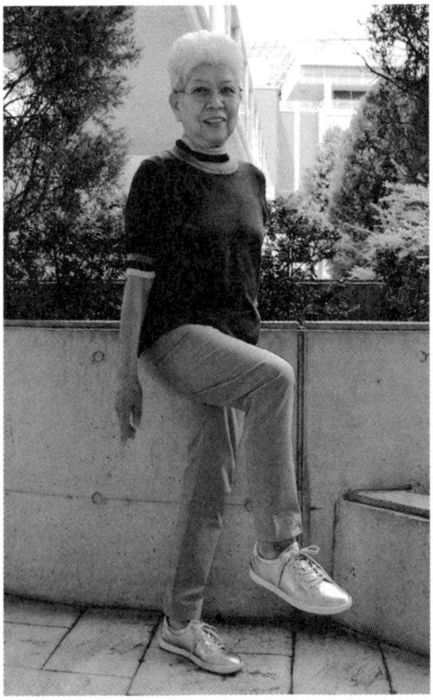

現在下半身強健，甚至單腳站立也完全不成問題。

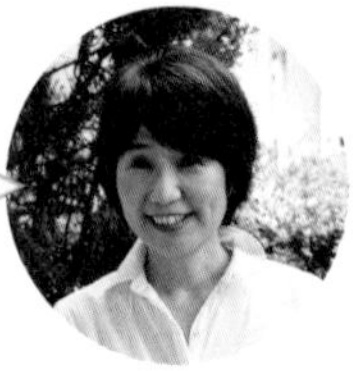

讓我雙腳強健，能夠一直出國旅行！

鹽坂知惠女士（五十九歲）

年輕時我很愛穿尖頭高跟鞋這類的鞋子，後來發現我原本就有點扁平足的腳，竟然因為穿鞋子的關係變成拇趾外翻。起初我並不在意，但是日子一久，中趾根部開始覺得很痛……。後來經骨科診斷，我患了「蹠痛症」，雖然定期接受神經阻斷術，但是過了一段時間疼痛又會復發，不得不一再接受神經阻斷術。就在這時候，松尾教練介紹我做「腳掌運動」，他跟我說：「其實不必上醫院，持續做腳掌運動就行了」。

後來我做了很長一段時間放鬆關節的「擰抹布」（第三十八頁），以及「坐姿壓腳背」（第三十九頁）等腳掌運動後，疼痛便逐漸減輕了。之前只是上下樓梯就會刺痛的感覺，現在竟神奇地消失了。

我不但能繼續參加我熱愛的國外旅遊，還能輕鬆自在地出門去看喜愛歌手的演唱會。對我而言，真心覺得腳不會痛，又能健步如飛實在好重要。

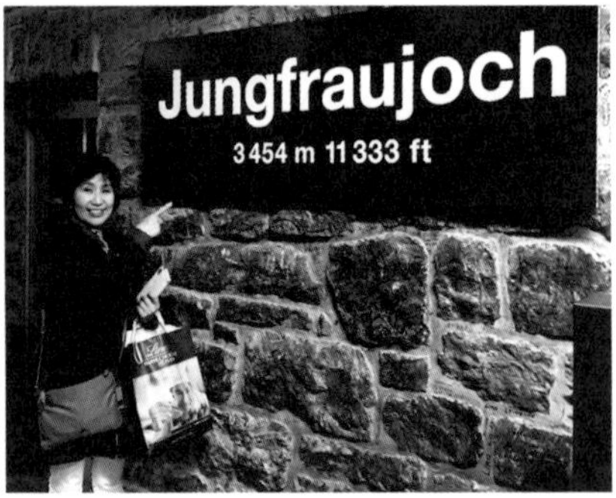

到瑞士旅行時前往Jungfraujoch（歐洲標高最高的車站）。

膝蓋不再痛，上下樓梯好輕鬆！

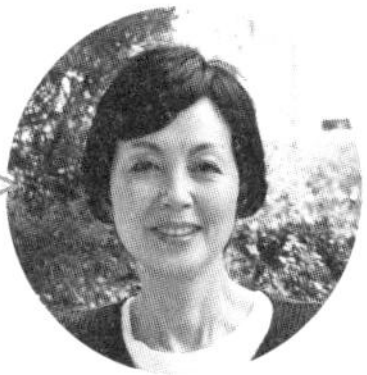

中島久惠女士（六十歲）

我的左膝患有「變形性膝關節炎」，不管去到哪裡，都會避免上下樓梯，後來我開始做「腳掌運動」與「臀部運動」後，時常都會提醒自己「走路要一直線」、「腳跟要抬高」、「雙腳間隔一個拳頭寬」，後來膝蓋痛的問題便逐漸減輕了。多虧「腳掌運動」與「臀部運動」，現在我不再害怕上下樓梯了。

我從松尾教練那裡學到了平日小心保養足部的重要性，現在洗完澡後，我一定會從小腿肚按摩到腳掌。

●A先生（七十幾歲男性）

我時常到國外出差，工作時總是得長時間移動，所以小腿肚硬邦邦，雙腳不時會抽筋，後來做了「腳掌運動」後，足部的疲勞感便減輕了許多。

多虧腳掌運動的幫助，之前一天頂多只能工作六小時，現在就算持續工作十二小時，我的身體也能輕鬆負荷了。

●H女士（五十幾歲女性）

我從松尾教練那裡學到了腳掌運動和臀部運動。後來我試著用「單腳站立」，這才發現如果沒有鍛鍊腳掌的話，臀部的力量根本無法完全發揮出來。腳掌穩定之後，臀部也能確實鍛鍊得到，讓我容易駝背的姿勢，也全部改過來了。

Column

腳跟進化才能步行

傳聞生物的進化方式，普遍是從「魚類↓兩棲類↓單弓類（類似哺乳類的爬蟲類）↓哺乳類」，我們人類身為哺乳類，推測祖先就是由猿猴進化而來。

人類與其他動物最大的差異，就是人類能用雙腳步行。與雙腳步行關係密切的部位，即為踵骨（位於腳跟的骨骼）。依據演化論顯示，哺乳類之前的生物並沒有踵骨，推估踵骨是在哺乳類出現後，才開始發展出來。

其中我們人類的踵骨有一大特徵，就是比其他哺乳類更能向後伸展。人類步行時會用大拇趾根部觸擊地面，一般認為這個動作就是以小腿和足部的連接處為支點，利用往後伸的腳跟作為「槓桿」，不斷進化而來。所以說，「腳跟」促成人類能用雙腳步行，在人體當中算是最為進化的部位之一。

最近馬拉松選手穿著的慢跑鞋，也是以腳跟向後伸展的鞋款為主流。對於志在創新紀錄的運動員而言，腳跟已經成為不可忽視的重要部位了。

第2章

一天十分鐘！基本腳掌運動

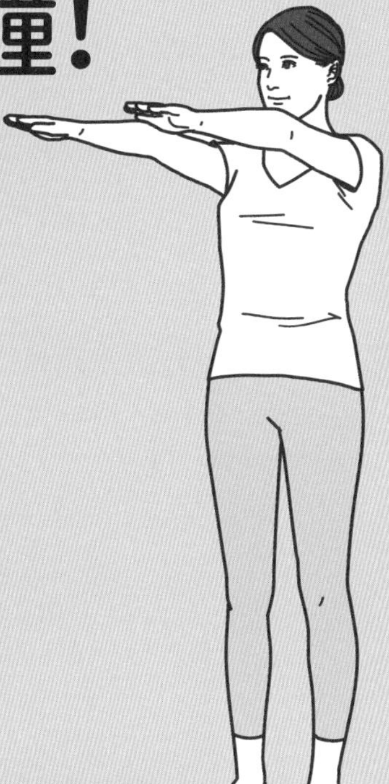

在家就能馬上實行的基本腳掌運動！
將腳掌調整好再加以鍛鍊，就能讓你健步如飛。

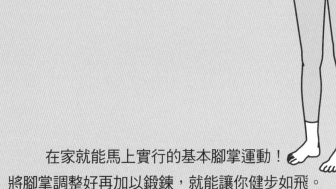

腳掌運動首重「放鬆」與「鍛鍊」

想要健步如飛走到老，最重要的就是「鍛鍊（調整）腳掌」，以及正確運用腳掌練好後形成的「三角構面」。

本章為大家介紹的「腳趾猜拳」運動，將聚焦在形成「三角構面」不可或缺的「外側縱弓」、「內側縱弓」、「橫弓」（第一〇二頁）進行訓練。

首先會做伸展操放鬆僵硬的足部肌肉及關節，使雙腳容易活動。接著再做腳趾猜拳運動，用站姿進行「布」、「石頭」、「上剪刀」、「下剪刀」、「內八抬腳跟」的動作。

想要健步如飛，最重要的還是得先走路走得穩才行，因此不能缺少腳掌的「平衡感」，以及鍛鍊關鍵的「足部肌肉」，才能步伐穩健。

上述運動十分鐘左右即可完成，非常簡單，卻能讓你確實感覺到腳掌力逐步獲得改善。

基本腳掌運動法

STEP1　放鬆

第38～39頁

藉由伸展操放鬆硬邦邦的足部關節及肌肉，讓雙腳容易活動。

STEP2　鍛鍊（調整）

第40～49頁

透過腳掌運動練就行走時最重要的「三角構面」。

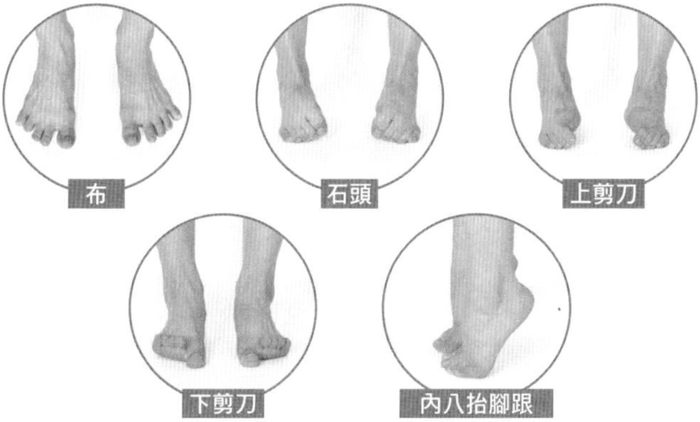

腳趾猜拳運動

坐著進行的運動

第50～51頁

站著做「腳趾猜拳運動」會覺得不太有安全感的人，不妨先從坐著進行的腳掌運動開始做起，等到習慣之後，再來挑戰腳趾猜拳運動。

放鬆▼擰抹布

鬆弛腳掌前側關節，使雙腳方便步行

1 單手固定腳跟，
並用另一隻手握著腳趾下方

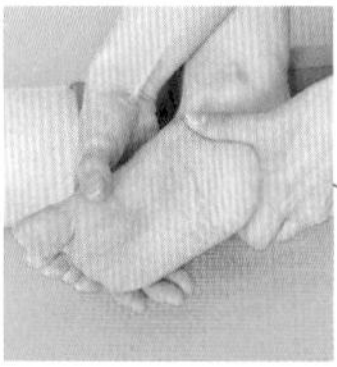

雙手的位置

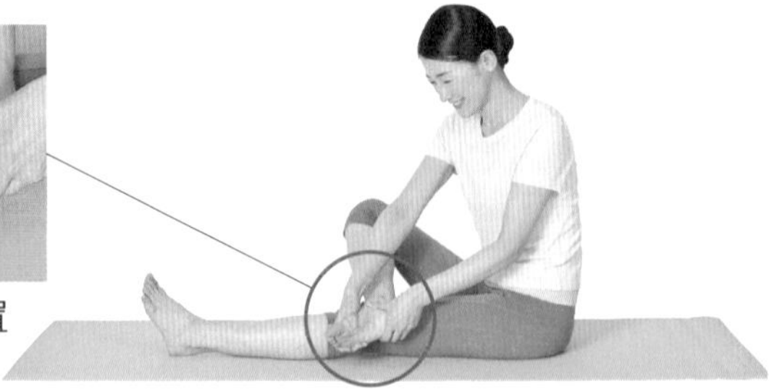

2 將腳掌前方往內側扭轉，
腳跟朝外側扭轉，並維持30秒鐘

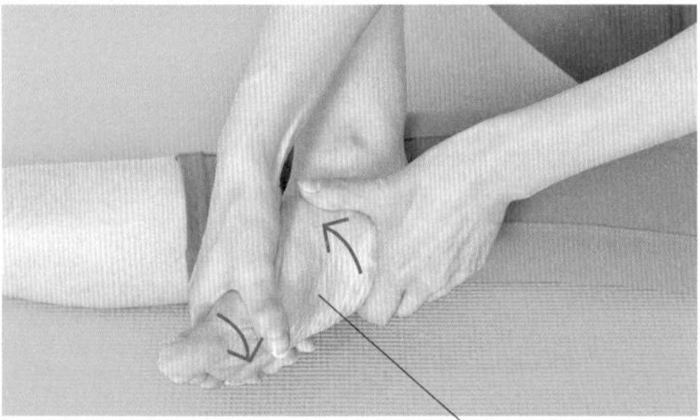

像擰抹布一樣，
左右扭轉

3 將腳掌前方往外側扭轉，
腳跟朝內側扭轉，並維持30秒鐘

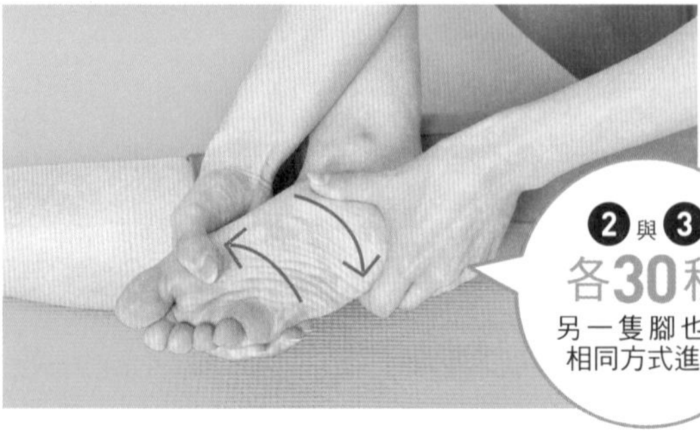

❷與❸
各30秒
另一隻腳也以
相同方式進行

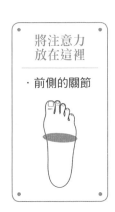

將注意力
放在這裡

・前側的關節

放鬆▼坐姿壓腳背

伸展小腿肚與大腿後側，增加腳趾柔軟度

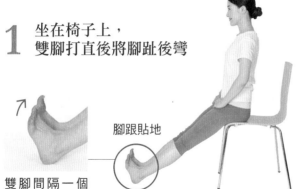

1 坐在椅子上，
雙腳打直後將腳趾後彎

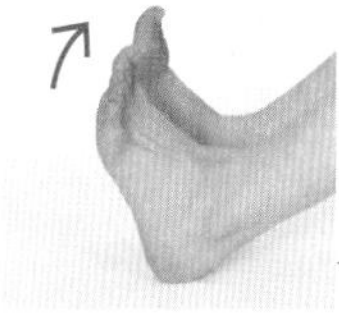

雙腳間隔一個拳頭寬，並將腳趾往自己的方向彎

2 上半身前傾，
伸展小腿肚與大腿後側

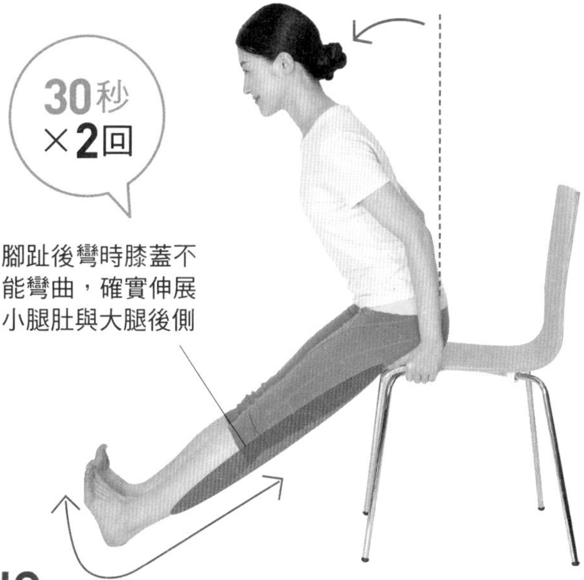

腳趾後彎時膝蓋不能彎曲，確實伸展小腿肚與大腿後側

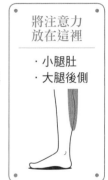

✖NG

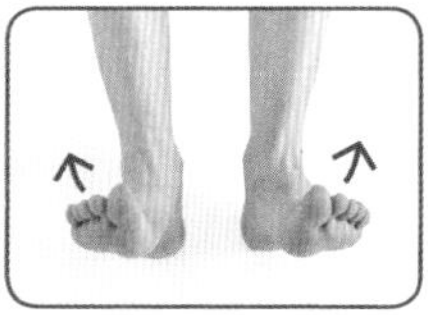

伸展時腳尖不能朝外

將注意力放在這裡

· 小腿肚
· 大腿後側

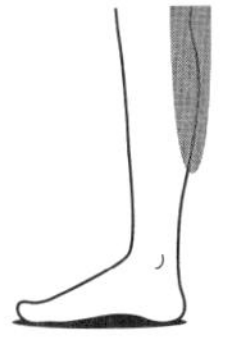

用腳趾猜拳比「布」，提升腳掌平衡感

鍛鍊▼腳趾猜拳（布）

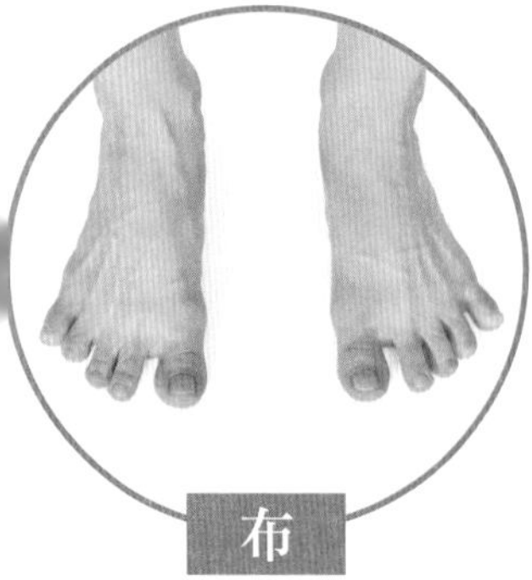

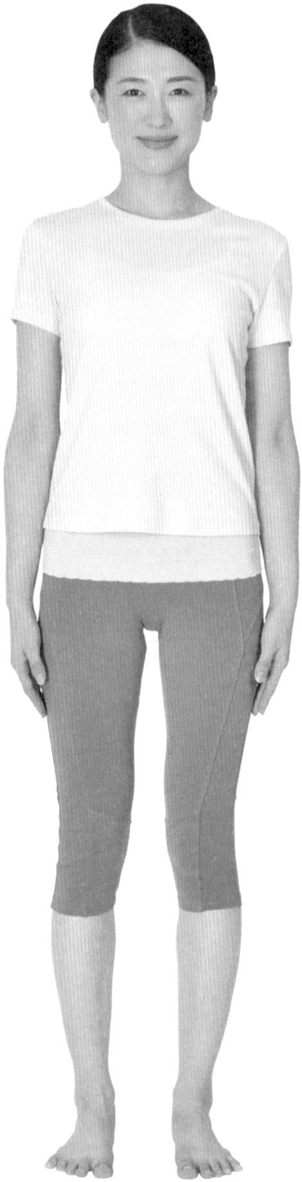

腳尖與膝蓋朝向正前方，雙腳間隔一個拳頭寬

✕NG

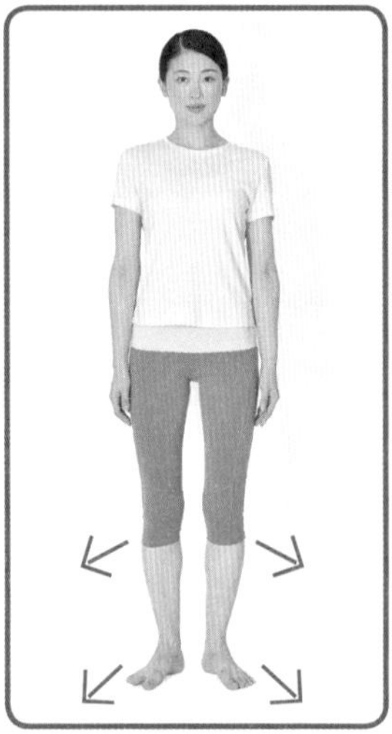

腳尖及膝蓋不能朝外

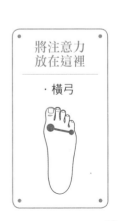

將注意力放在這裡

・橫弓

1 腳尖朝向正前方，雙腳打直靠攏站好

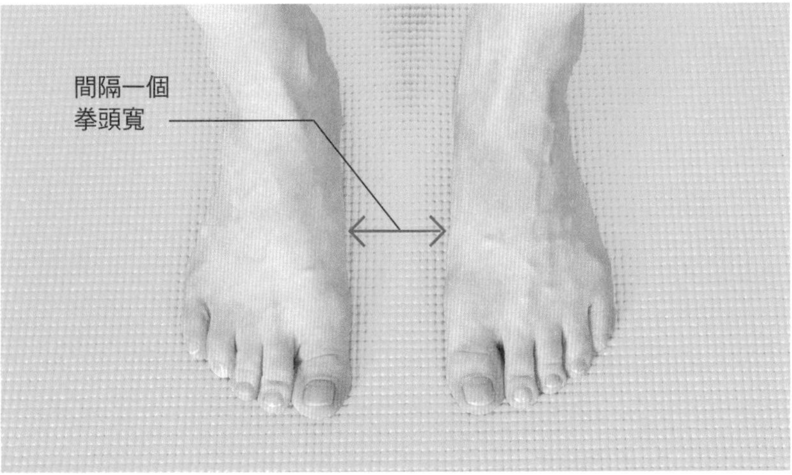

2 比「布」時，感覺像是從腳趾根部打開一樣

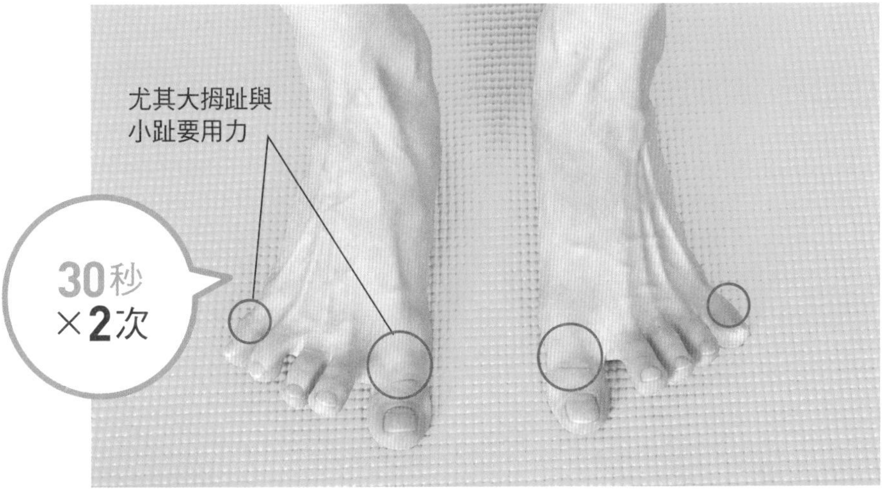

比較看看左右腳哪一邊容易張開，不容易張開的那隻腳應積極練習

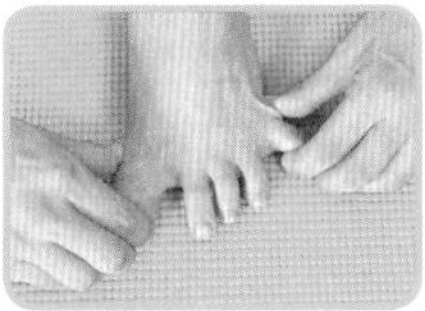

EASY

腳趾打不開的話，
可以用手輔助

鍛鍊▼腳趾猜拳（石頭）

用腳趾猜拳比「石頭」，形塑內側縱弓與橫弓

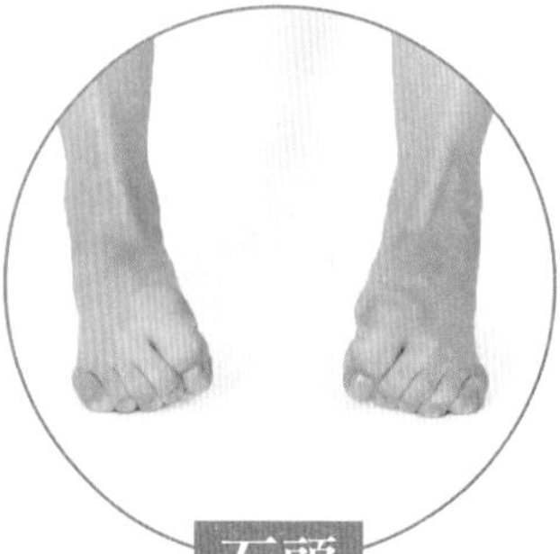

石頭

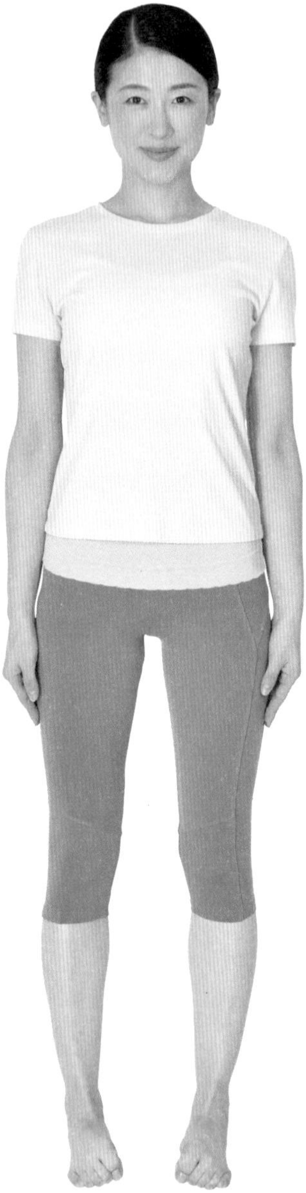

腳尖與膝蓋朝向正前方，雙腳間隔一個拳頭寬

✕NG

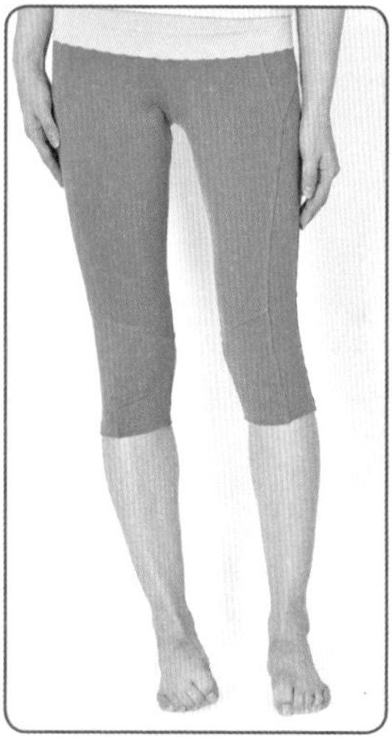

須留意身體重心不能偏左或偏右

將注意力放在這裡

· 內側縱弓
· 橫弓

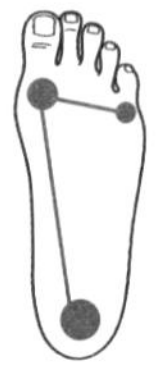

1 體重落在腳掌外側

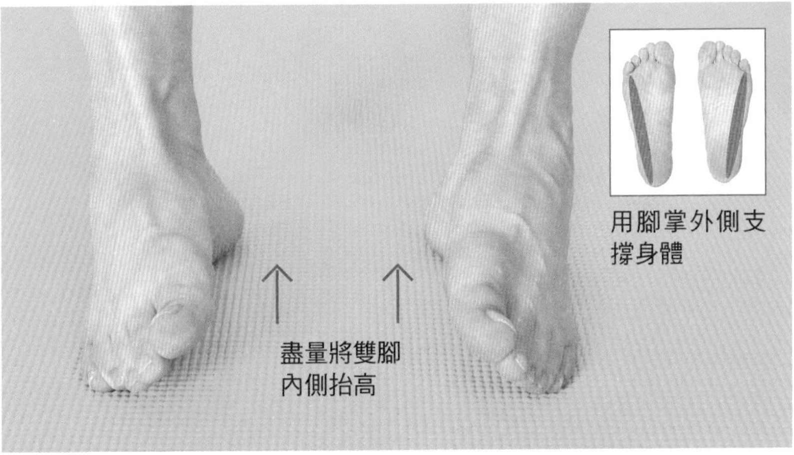
用腳掌外側支
撐身體
盡量將雙腳
內側抬高

將腳掌內側抬高（足部內翻）。使體重落在外側

2 腳趾往下彎曲，用力握緊。

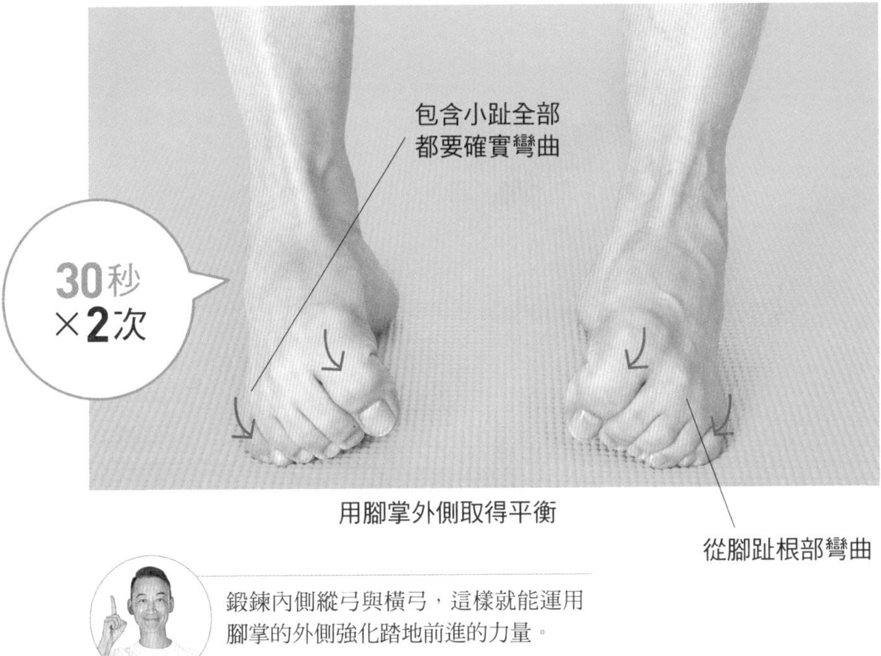
包含小趾全部
都要確實彎曲
30秒
×2次

用腳掌外側取得平衡

從腳趾根部彎曲

鍛鍊內側縱弓與橫弓，這樣就能運用腳掌的外側強化踏地前進的力量。

基本運動

鍛鍊▼腳趾猜拳（上剪刀）

用腳趾猜拳比「上剪刀」，以便腳趾活動自如

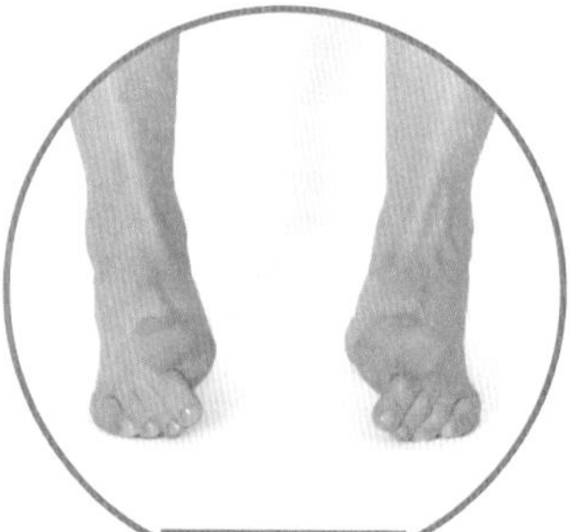

上剪刀

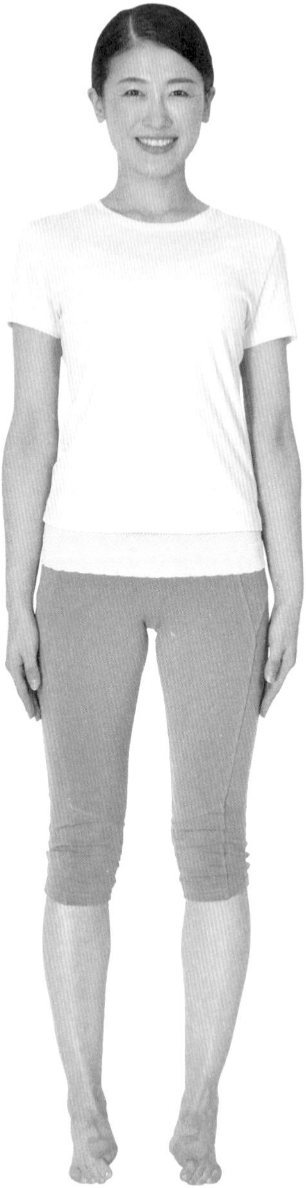

腳尖與膝蓋朝向正前方，雙腳間隔一個拳頭寬

將注意力放在這裡

- 內側縱弓
- 外側縱弓

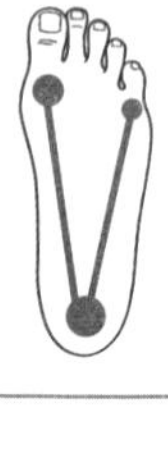

1 體重落在腳掌外側

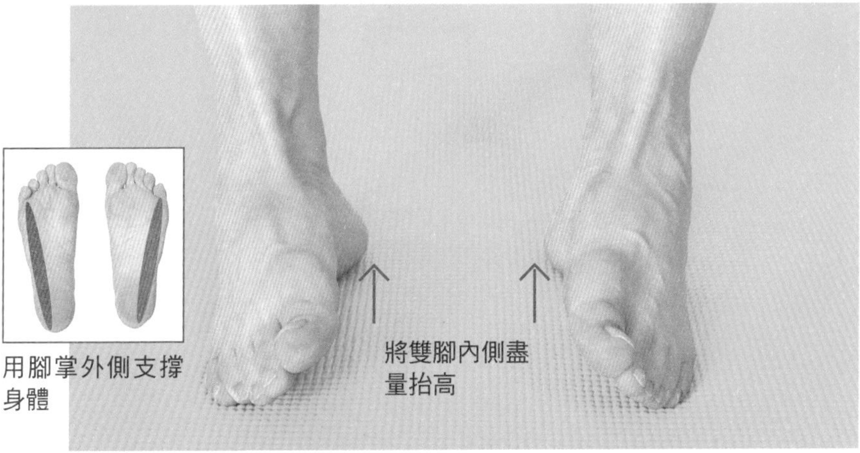
用腳掌外側支撐
身體
將雙腳內側盡
量抬高

將腳掌內側抬高（足部內翻）。使體重落在外側

2 單將大拇趾往上彎曲，其餘腳趾往下彎曲

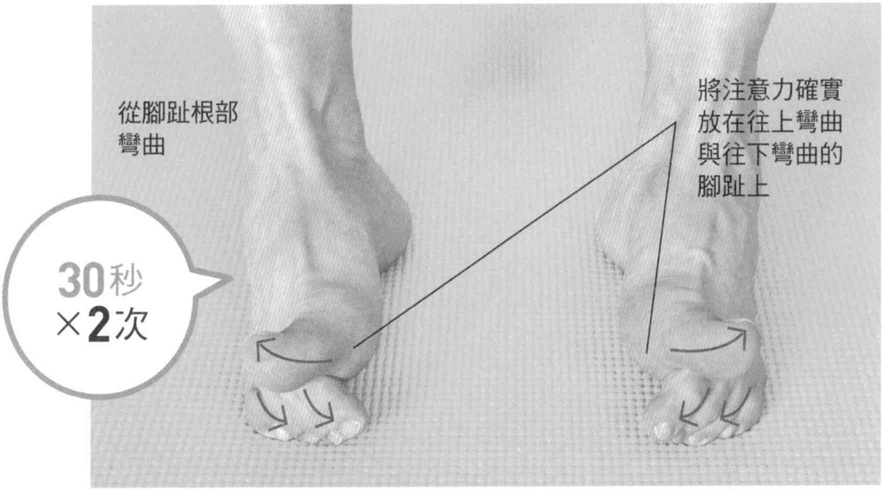
從腳趾根部
彎曲
將注意力確實
放在往上彎曲
與往下彎曲的
腳趾上
30秒
×2次

運用腳掌外側取得平衡，避免腳趾彎曲時身體搖晃

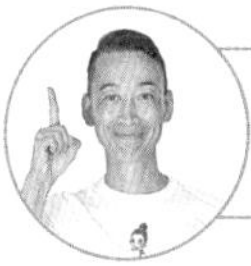

動作不靈活的人，代表腳趾活動力衰退了。請反覆練習，直到能「確實」彎曲為止。

鍛鍊▼腳趾猜拳（下剪刀）

用腳趾猜拳比「下剪刀」，強化外側的線條

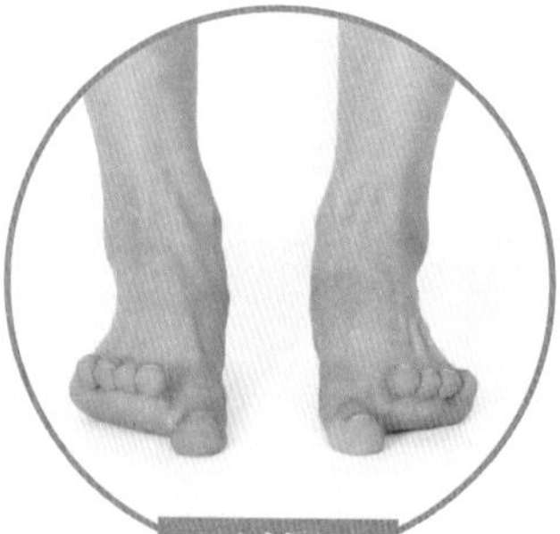

下剪刀

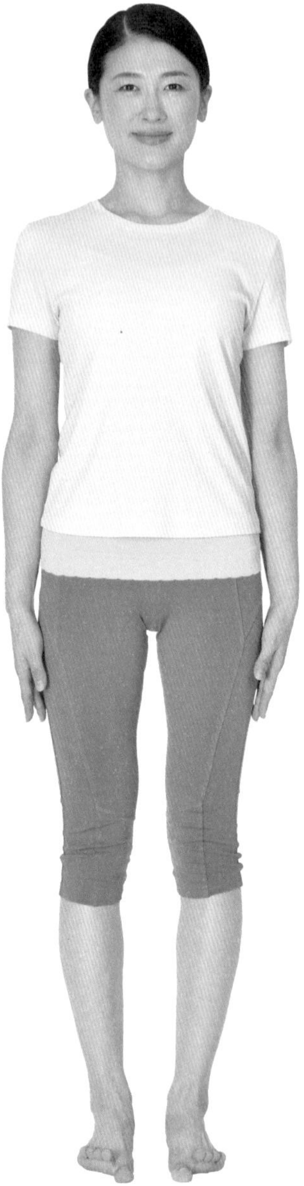

腳尖與膝蓋朝向正前方，雙腳間隔一個拳頭寬

✕NG

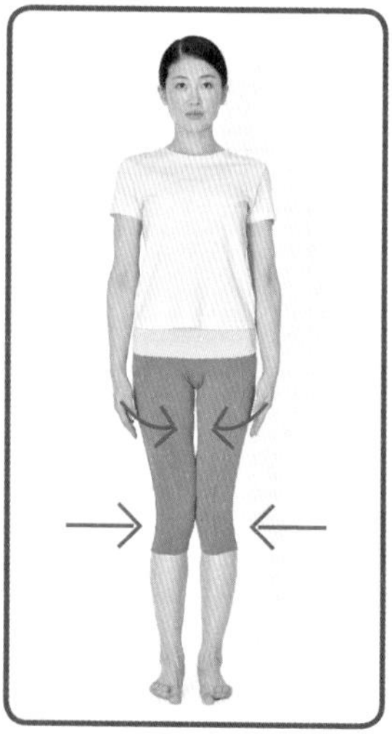

須留意不能變成內八姿勢，避免膝蓋貼在一起

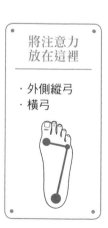

將注意力放在這裡

· 外側縱弓
· 橫弓

1 腳尖朝向正前方，雙腳打直靠攏站好

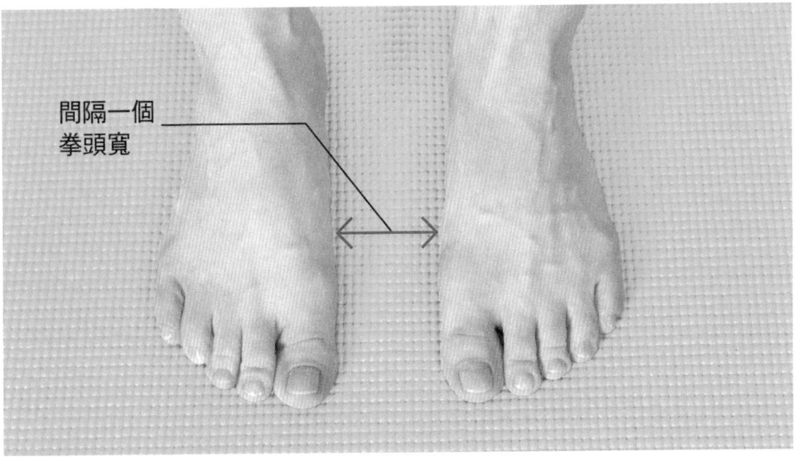

2 用大拇趾根部壓著地板，其餘腳趾後彎

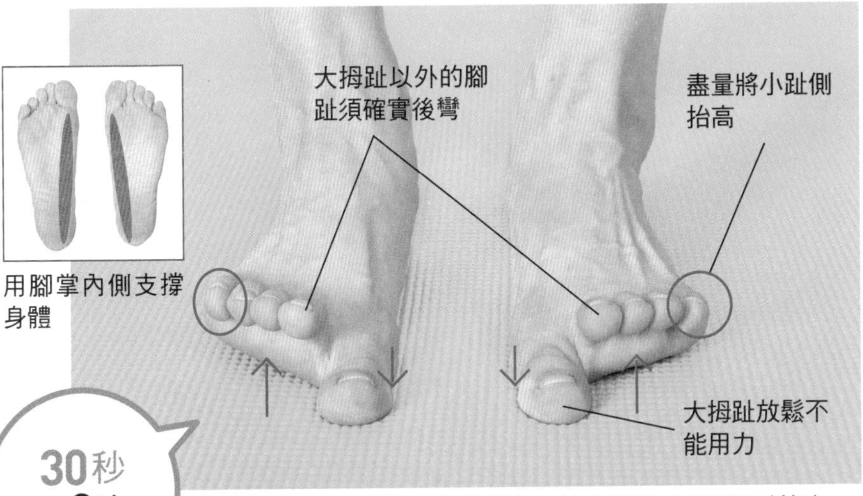

趾須確實後彎
盡量將小趾側

用腳掌內側支撐

大拇趾放鬆不

將腳掌外側抬高（足部外翻）。使大拇趾以外的腳趾抬高

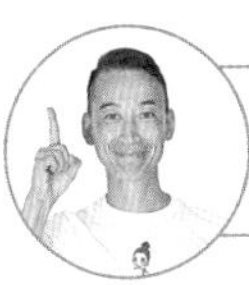

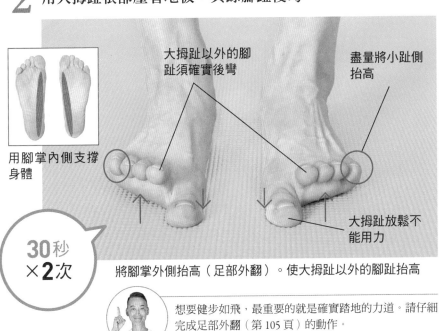

想要健步如飛，最重要的就是確實踏地的力道。請仔細完成足部外翻（第105頁）的動作。

鍛鍊▼內八抬腳跟

抬高腳跟加強踏地力

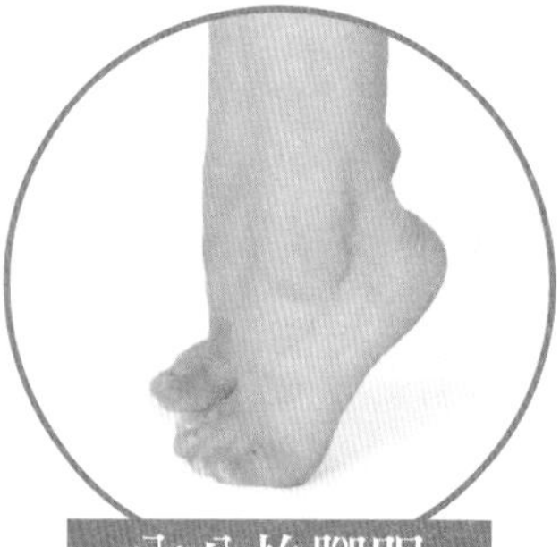

內八抬腳跟

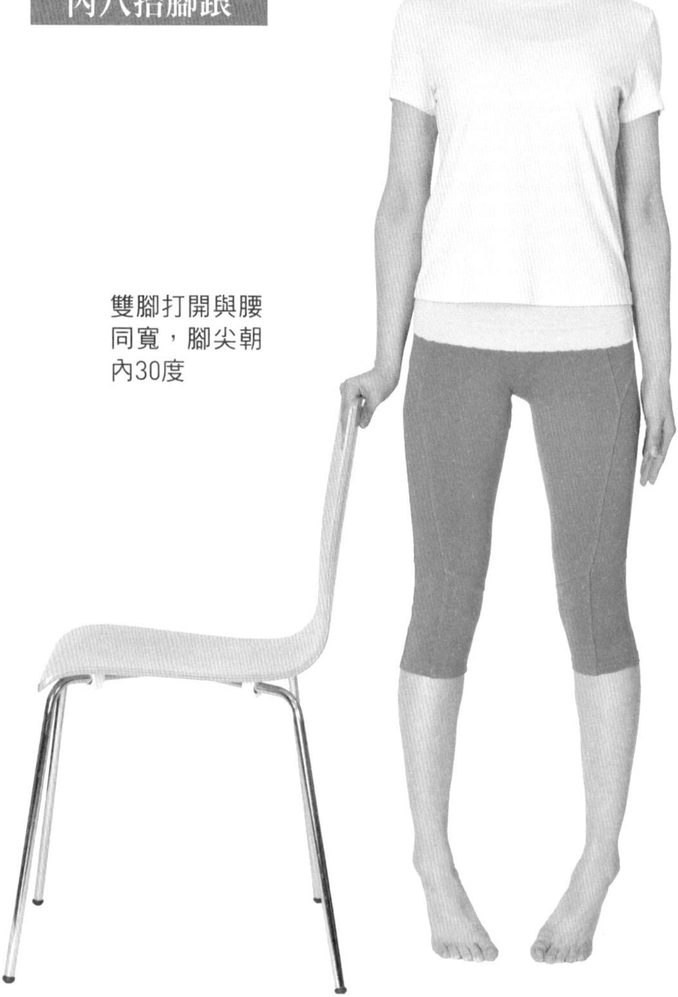

雙腳打開與腰同寬，腳尖朝內30度

做動作時，可扶著椅子等物品保持平衡

將注意力放在這裡

· 內側縱弓

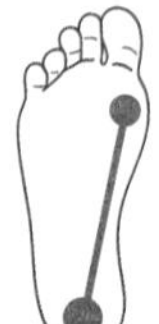

1 腳尖朝內30度

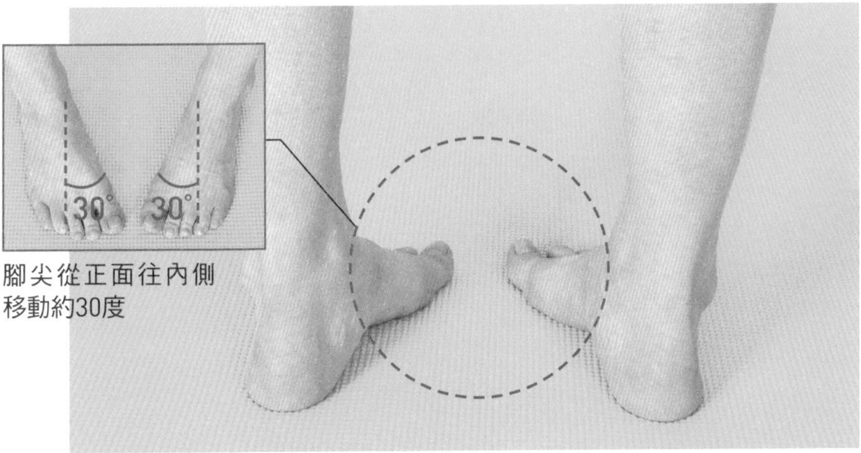

腳尖從正面往內側移動約30度

2 腳跟抬高

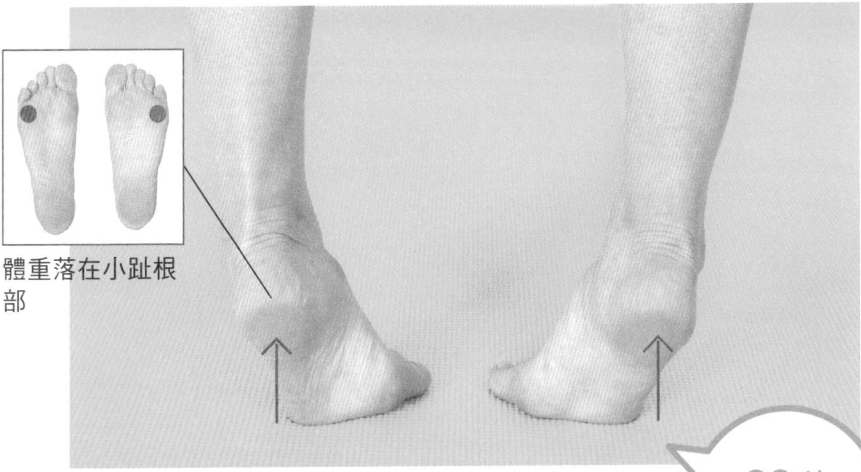

體重落在小趾根部

腳跟盡量抬高。抬高時往外側傾倒效果更佳

30秒×2次

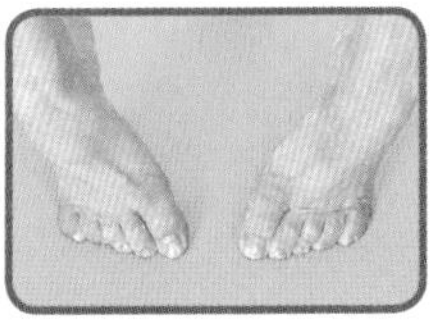

✕NG
須留意不能用腳趾抓著地面

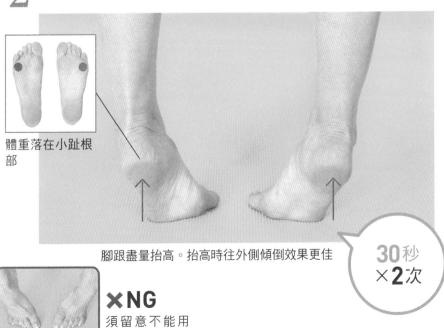

鍛鍊▼腳趾拔河
提升腳趾彎曲力 找回橫弓

1 雙手食指插入大拇趾與小趾側邊

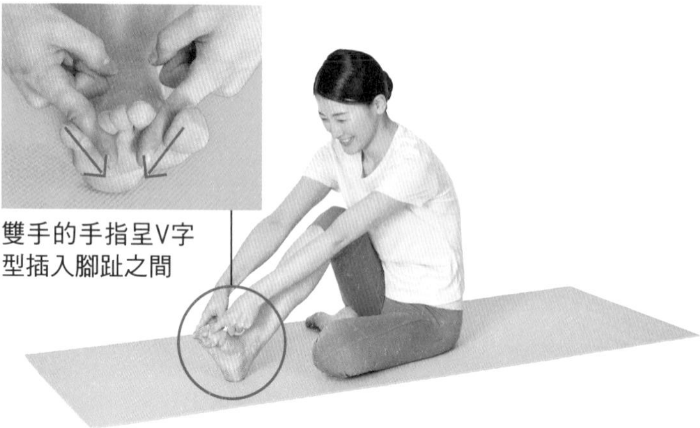
雙手的手指呈V字型插入腳趾之間

2 用手指拉扯，同時腳趾彎曲握緊

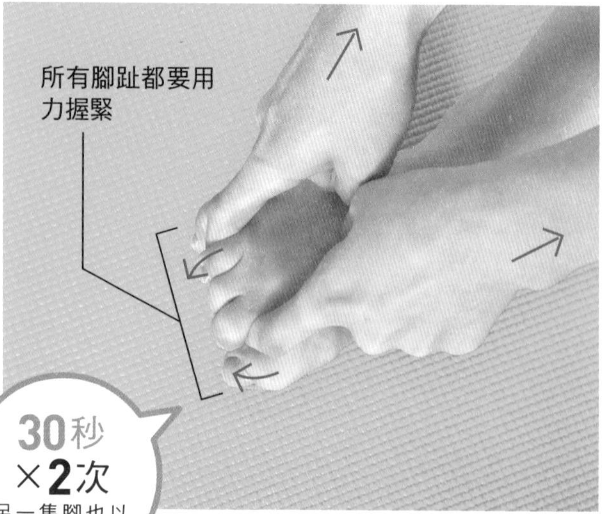
所有腳趾都要用力握緊

30秒 ×2次
另一隻腳也以相同方式進行

感覺像是用腳趾與手指在拔河一樣。尤其大拇趾與小趾要確實彎曲

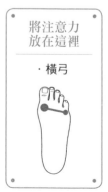

將注意力放在這裡

・橫弓

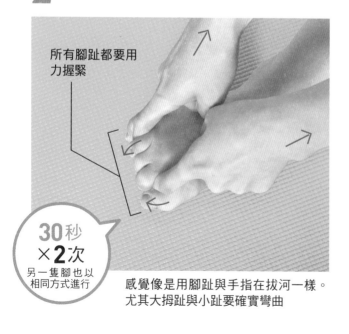

鍛鍊▼腳踝與腳趾後彎

提升腳趾後彎力，強化步行時的平衡感

1 坐在椅子上，雙腳垂直放下

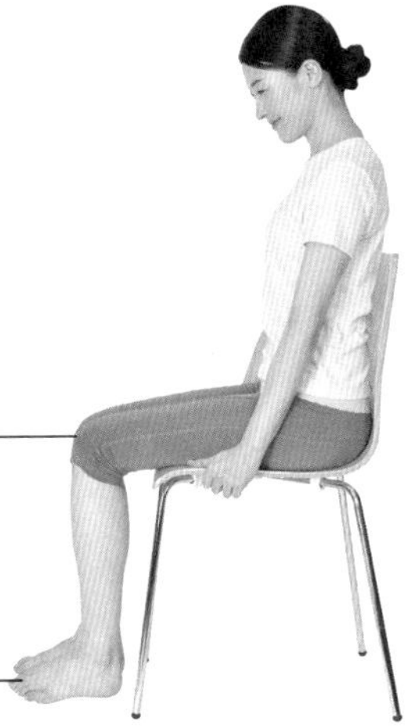

雙腳打開一個拳頭寬，腳尖朝向正前方

雙腳稍微離地

2 腳踝與腳趾後彎

×NG

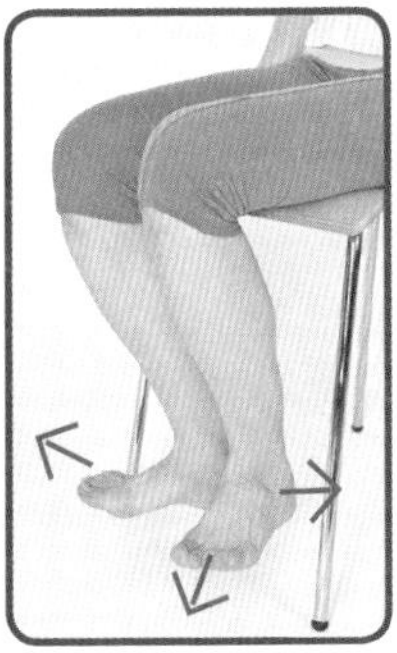

腳跟不能往後拉。腳尖不能朝外

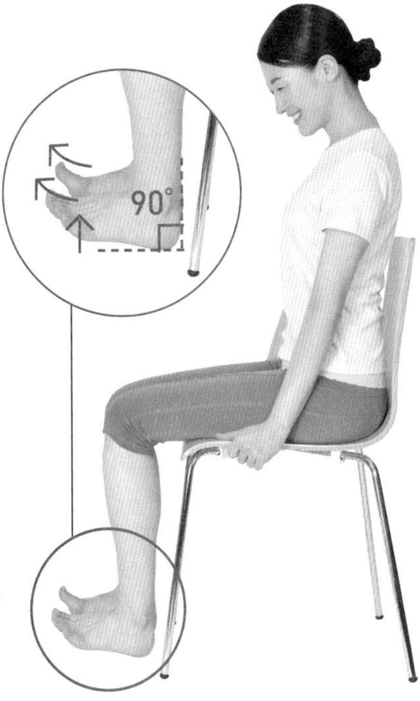

腳踝彎曲90度以上。腳趾也要後彎

30秒×2次

將注意力放在這裡

- 內側縱弓
- 外側縱弓
- 小腿

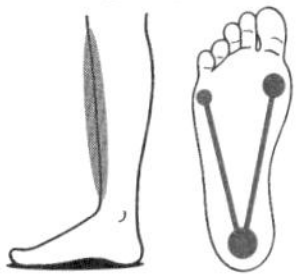

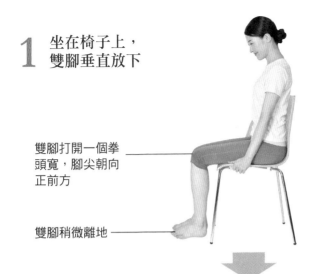

Column

一日的適當步行數

走路有益健康。世界各國也常建議大家多走路維持身體健康，日本厚生勞働省更推出「健康日本21（第二次）」活動，提出二〇二二年之前，希望高齡男性（六十五歲以上）每天走路步數能達到七千步，高齡女性每天走路步數能達到六千步。我也十分贊同能達成這個目標步數。

若將步數以時間來分析，走一千步大約需時十分鐘。也就是說，想要達成六千步的目標，每天得走一個小時左右。一聽到「每天走一小時」，可能有人會覺得「時間有點長」，其實這是一整天下來合計的時間，並不是要大家一次走上一小時（六千步）。

過去沒什麼機會走路的人，建議大家試著今天比昨天多走十分鐘就好。這樣一來，你就能比過去多走上一千步左右。另外，也能參考第一一二頁介紹的方法，例如，利用外出購物增加走路的機會，讓你在日常生活能夠「輕輕鬆鬆走上六千至七千步」。

第3章

立刻做！分級腳掌運動

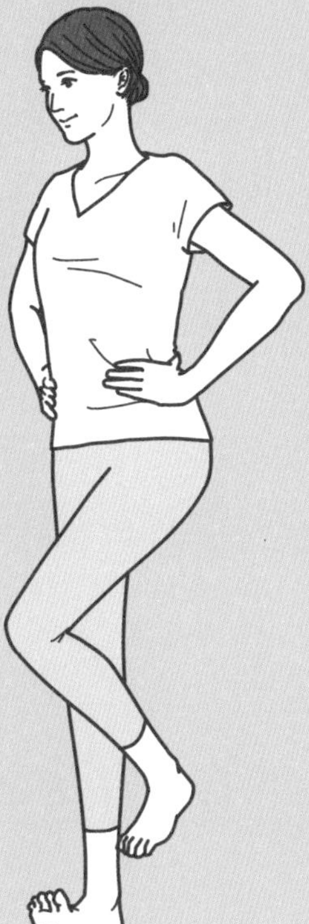

你有經常使用到腳掌嗎？
現在就依照每個人的程度，
做分級運動強化腳掌吧！

分級練習，鍛鍊美中不足的「腳掌力」！

完成第二十四頁的「腳掌健康度檢測」之後，結果如何呢？

從這項檢測當中，可以了解雙腳各部位是否正常運作，才能步伐穩健。一旦各部位運作失常，將會走路不穩，無法確實踏地，也容易出現疼痛。

藉由腳趾猜拳法鍛鍊腳掌，使雙腳活動順暢後，走再久也不容易疲勞，走路時不容易跌倒，此外，如果還能進一步做分級腳掌運動的話，不但能重點訓練個人雙腳較弱的部分，還能大舉提升腳趾猜拳運動的成效。

分級腳掌運動每個等級的運動大約需要三分鐘左右。大家有時間的話，不妨和基本運動一起進行，再逐步往上晉級，並以「三級的運動」為終極目標。

分級腳掌運動的作法

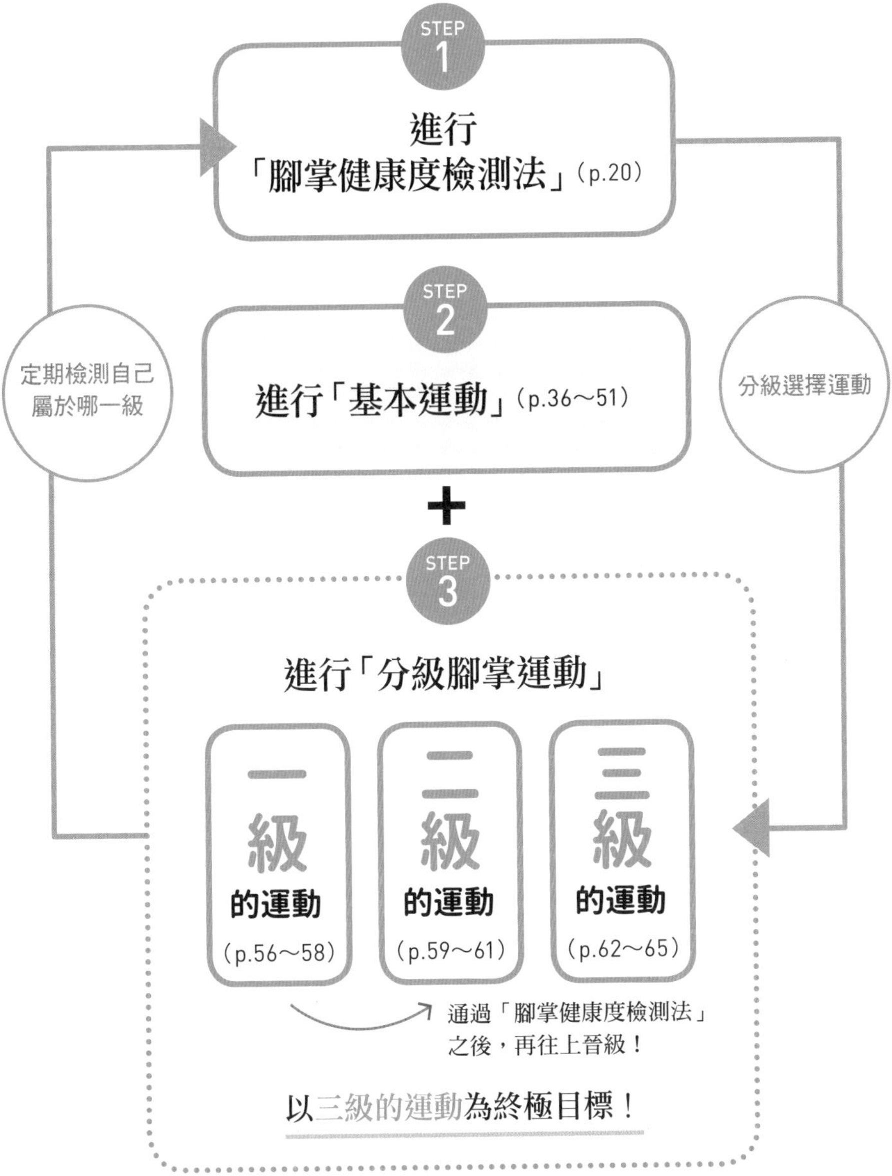
STEP 1
進行
「腳掌健康度檢測法」（p.20）
STEP 2
進行「基本運動」（p.36～51）
＋
STEP 3
進行「分級腳掌運動」
一級 的運動（p.56～58）
二級 的運動（p.59～61）
三級 的運動（p.62～65）
通過「腳掌健康度檢測法」
之後，再往上晉級！
以三級的運動為終極目標！
定期檢測自己
屬於哪一級
分級選擇運動

放鬆▼腳趾伸展
放鬆腳趾肌肉
才容易後彎

1 雙手手掌放在腳掌

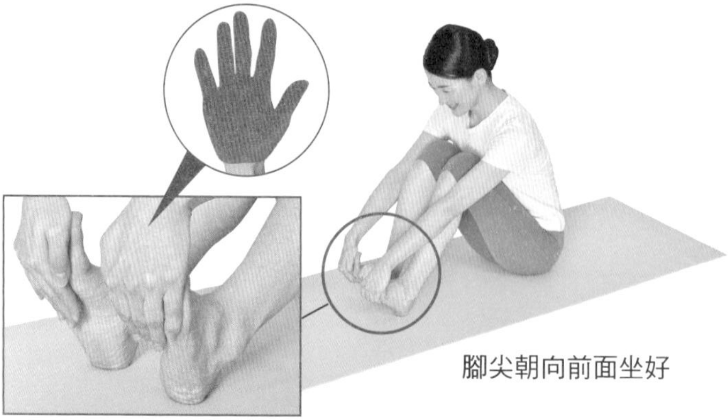

腳尖朝向前面坐好

雙手擺放的方式
手掌重疊放在腳掌上

2 用雙手將腳趾往自己的方向彎

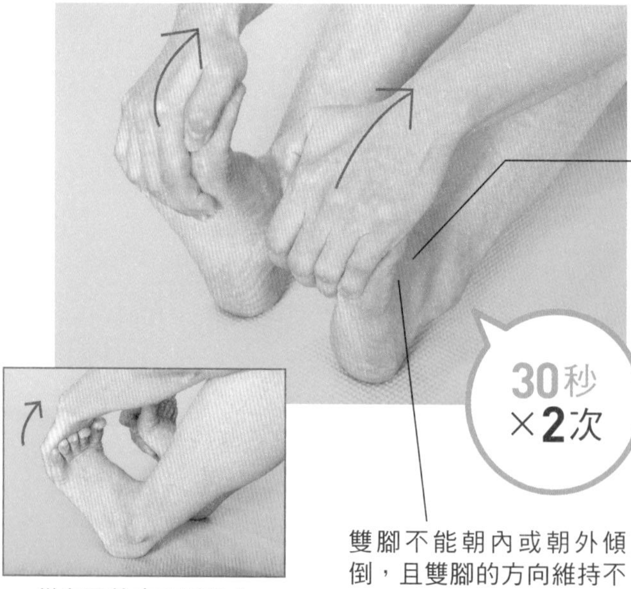

除了大拇趾之外，
包括小趾側也要確
實伸展

從自己的方向看過去

雙腳不能朝內或朝外傾
倒，且雙腳的方向維持不
變，盡量從腳趾根部彎曲

30秒
×2次

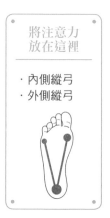

將注意力
放在這裡

· 內側縱弓
· 外側縱弓

鍛鍊▼腳趾後彎
提高足弓，維持衝擊吸收力

1 使雙腳呈現放鬆的狀態

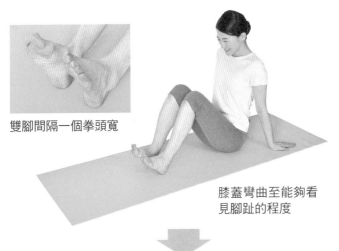

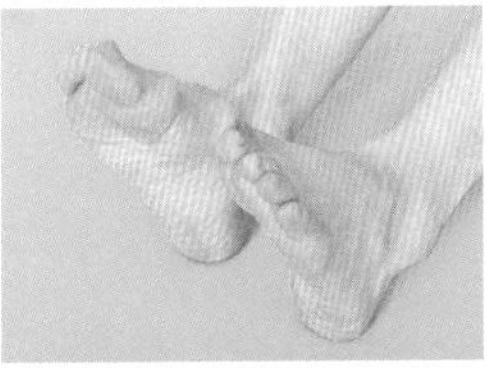

雙腳間隔一個拳頭寬

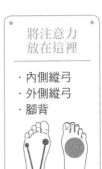

膝蓋彎曲至能夠看見腳趾的程度

2 腳趾用力後彎

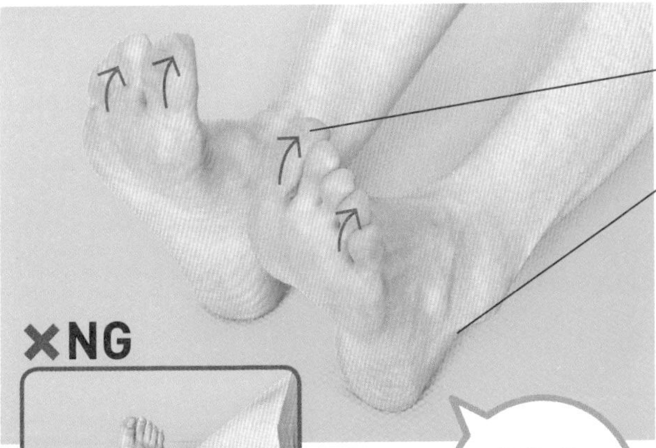

只將腳趾後彎

腳踝不能後彎

✕NG

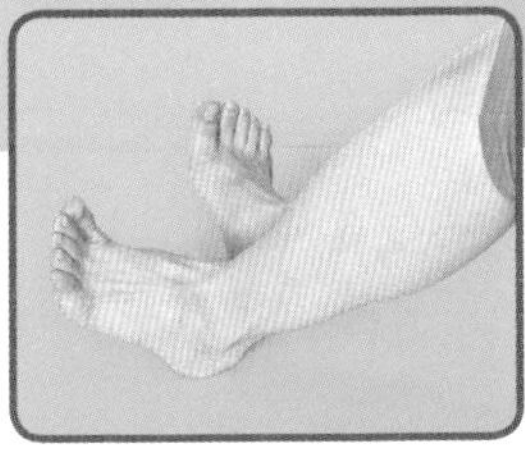

注意腳尖不能朝外

30秒 ×2次

將注意力放在這裡

- 內側縱弓
- 外側縱弓
- 腳背

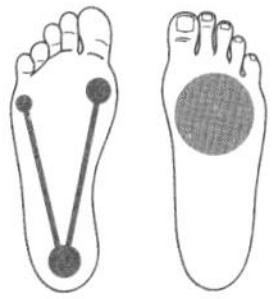

一級的運動

鍛鍊▼訓練腳踝與小腿肚的肌肉

腳踝與膝蓋朝正確方向彎曲，減輕關節的負擔

1　腳尖朝向正前方，雙腳打直平行靠攏站好

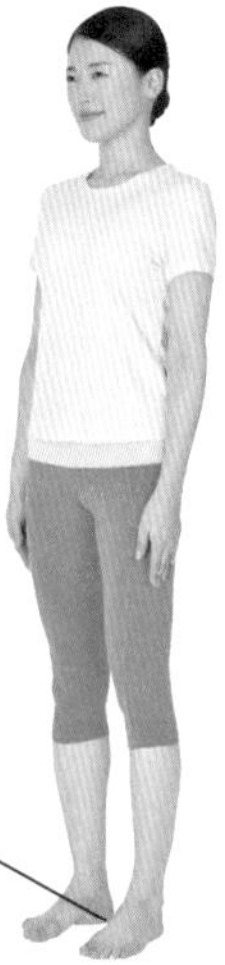

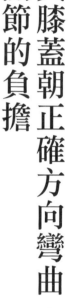

腳尖與膝蓋朝向正前方，手臂自然下垂

雙腳間隔一個拳頭寬

2　將腳踝彎曲，前傾約45度左右

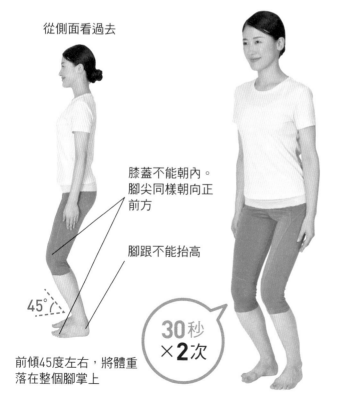

從側面看過去

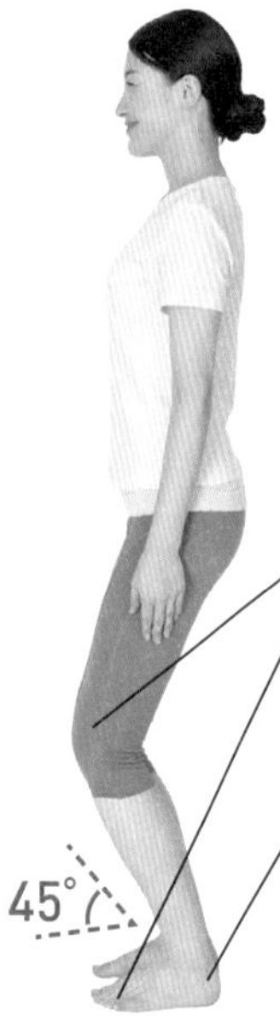

膝蓋不能朝內。腳尖同樣朝向正前方

腳跟不能抬高

前傾45度左右，將體重落在整個腳掌上

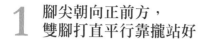

30秒×2次

將注意力放在這裡

- 腳踝
- 小腿肚
- 小腿

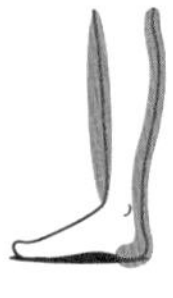

放鬆▼腳趾伸展
一邊施加體重，一邊放鬆腳趾與腳踝的肌肉

1 稍微彎腰，用手抓著大拇趾與食趾

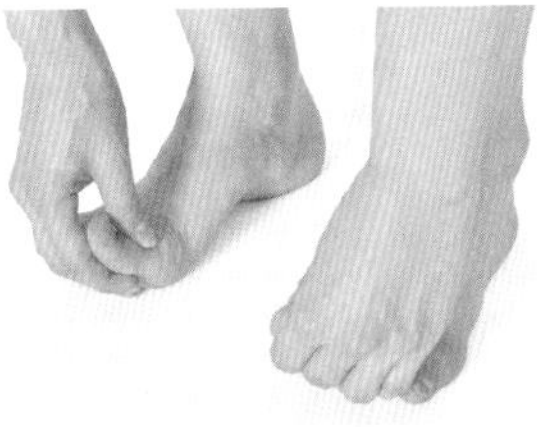

抓著腳趾的方式

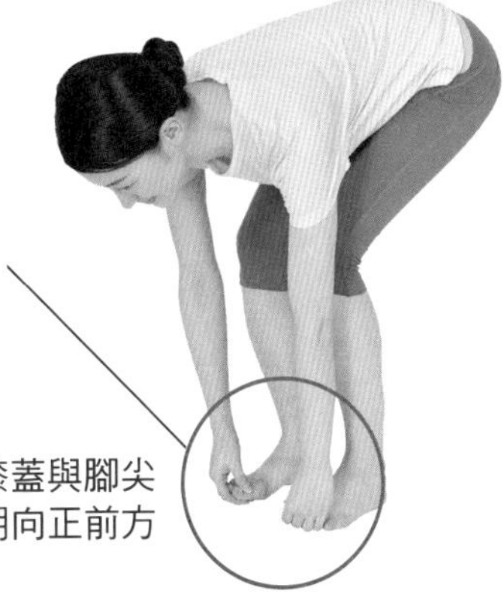

2 將腳趾往後拉，同時蹲下來，並維持三十秒

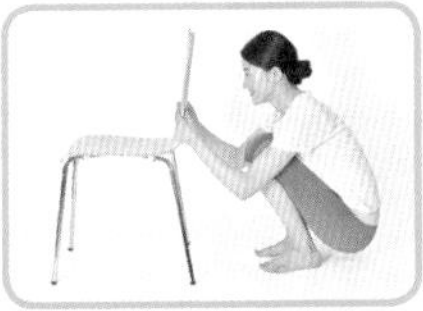

EASY

沒辦法稍微彎腰的人，可用椅子等物品支撐

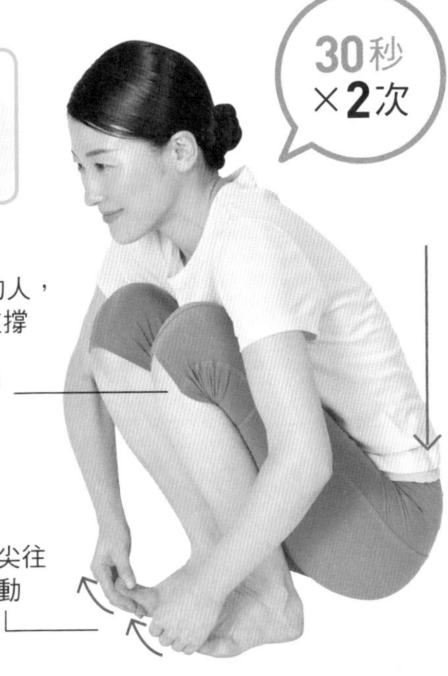
30秒
×2次
避免膝蓋往內
側移動
避免腳尖往
外側移動

將注意力放在這裡

- 腳踝
- 腳尖
- 阿基里斯腱
- 小腿

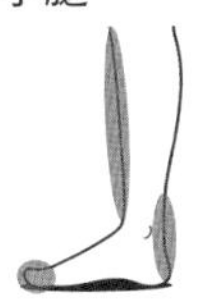

鍛鍊▼張開大拇趾與小趾
奠定單腳站立也不會搖晃的平衡感

1 使雙腳呈現放鬆的狀態

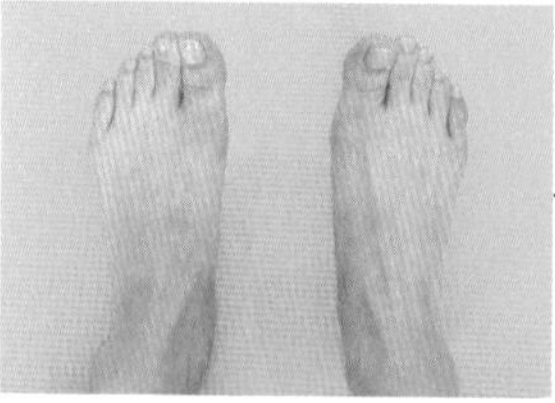

雙腳間隔一個拳頭寬

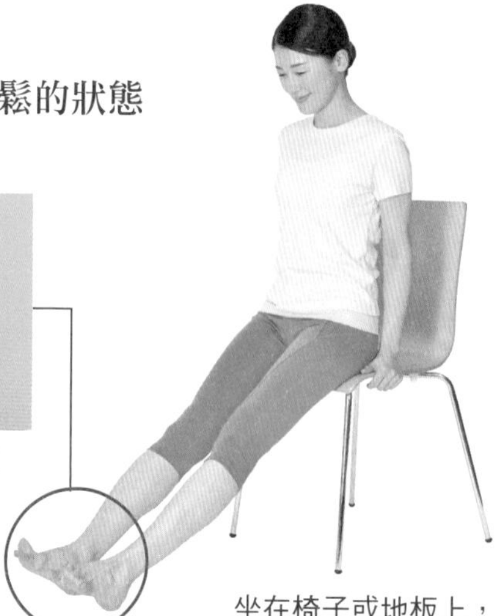

坐在椅子或地板上，腳跟著地，腳踝以下不要用力

2 將大拇趾與小趾張開至最大極限

30秒×2次

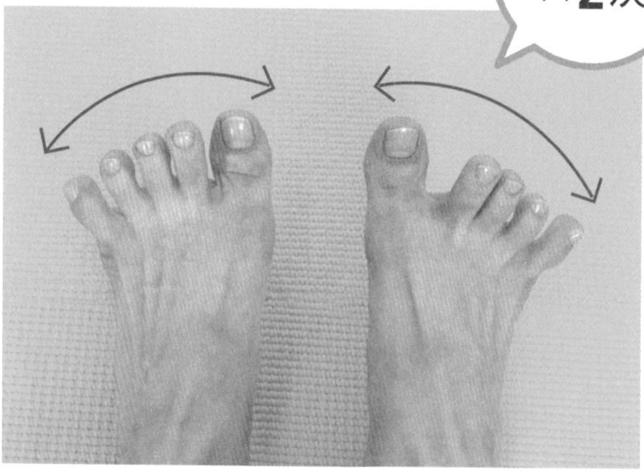

盡量將大拇趾與小趾往外張開

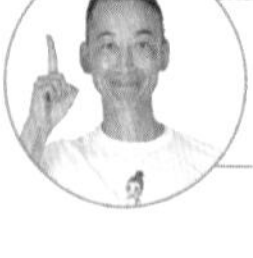

腳趾不容易張開的話，可以用手輔助。請反覆練習提高腳掌的平衡感。

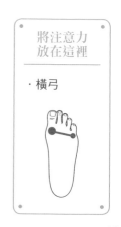

將注意力放在這裡

· 橫弓

二級的
運動

鍛鍊▼訓練腳踝與小腿肚肌肉

使重心移動至前腳的過程更順暢

1 體重落在前腳上

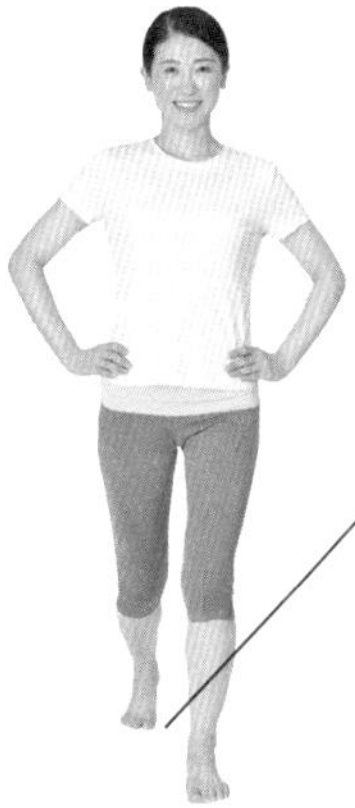

雙腳間隔一
個拳頭寬

從正面看過去

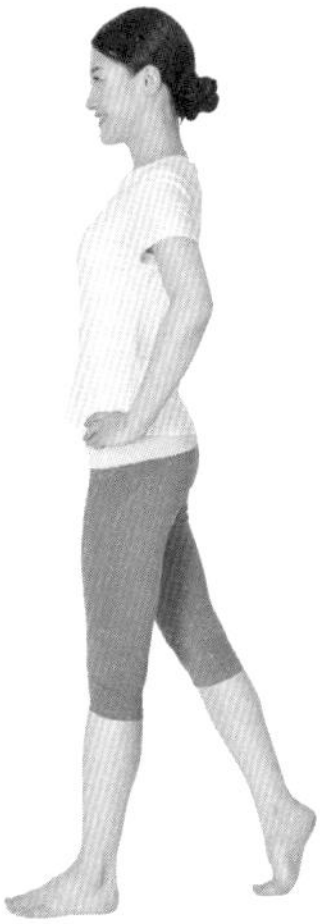

腳尖與膝蓋朝向正前
方，雙腳前後打開，
將體重落在前腳上

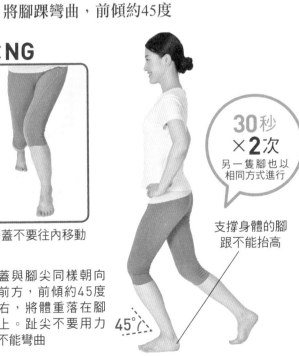

2 將腳踝彎曲，前傾約45度

✕NG

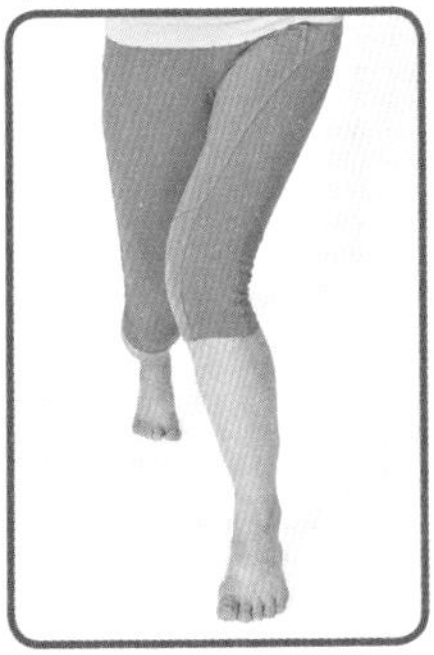

膝蓋不要往內移動

膝蓋與腳尖同樣朝向
正前方，前傾約45度
左右，將體重落在腳
掌上。趾尖不要用力
也不能彎曲

30秒
×2次
另一隻腳也以
相同方式進行

支撐身體的腳
跟不能抬高

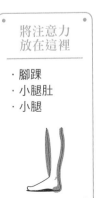

將注意力
放在這裡

· 腳踝
· 小腿肚
· 小腿

放鬆▼伸展腳掌與小腿肚

強化踏地前進的力量
預防腳掌及阿基里斯腱出問題

1 呈四足跪姿

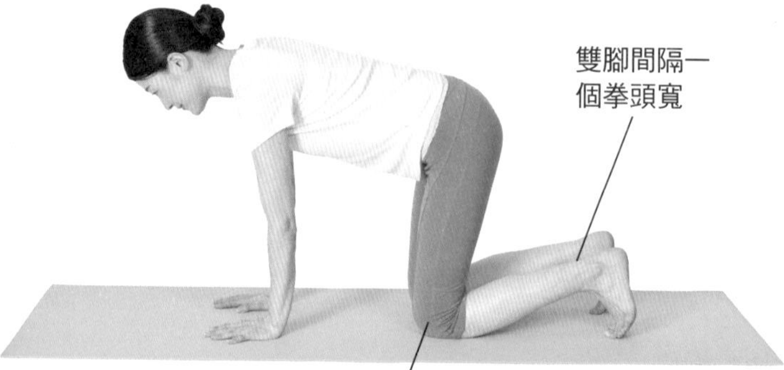
雙腳間隔一
個拳頭寬
呈四足跪姿，膝蓋之間間隔一個拳頭寬

2 臀部抬高

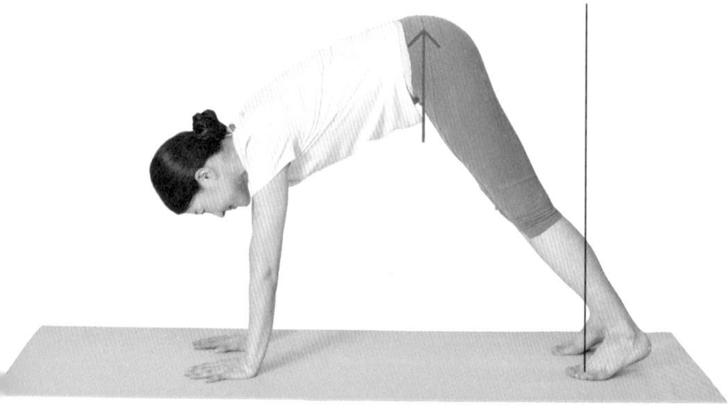
腳尖朝向正前方

將注意力
放在這裡

- 腳掌、腳跟
- 小腿肚
- 阿基里斯腱

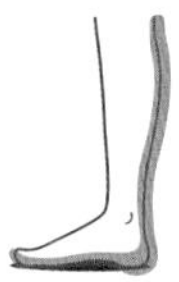

3 腳跟貼地

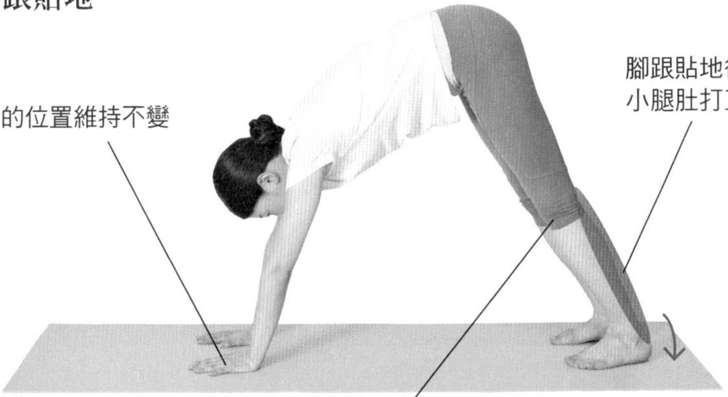

手的位置維持不變
腳跟貼地後
小腿肚打直
盡量將膝蓋打直

4 維持3的姿勢，將腳趾後彎

30秒×2次

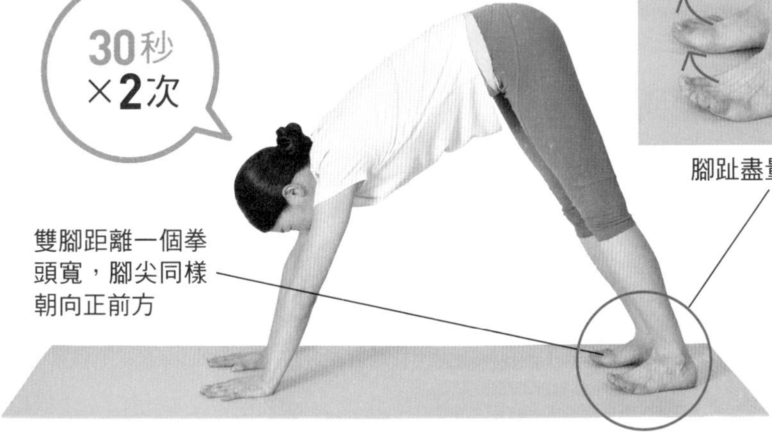

雙腳距離一個拳
頭寬，腳尖同樣
朝向正前方

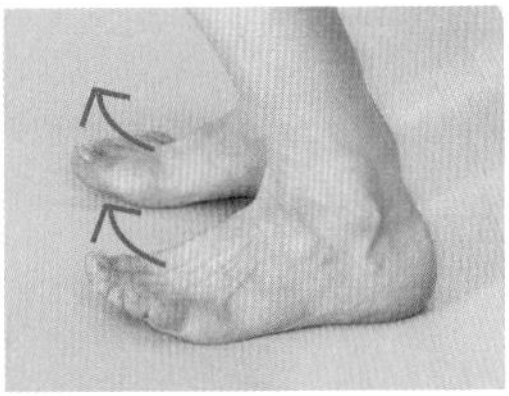

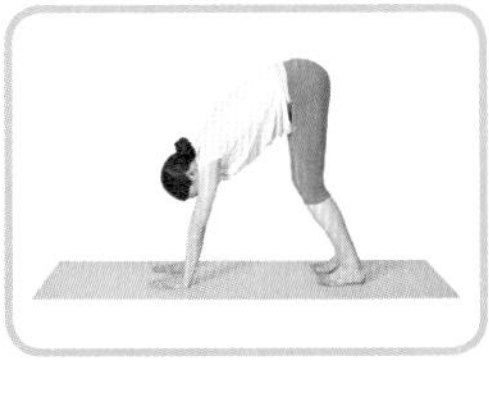

EASY
覺得動作很難的人，做動作時可將膝蓋微彎

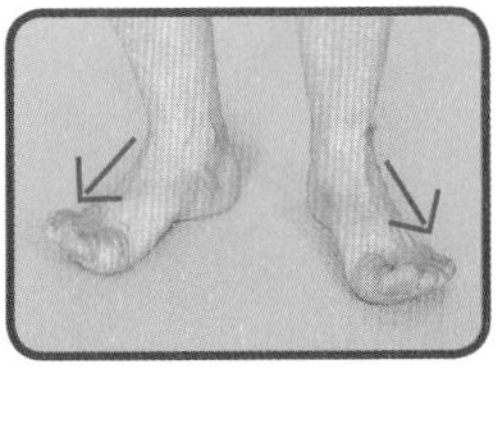

×NG
注意腳尖不能朝外

鍛鍊▼腳踝伸展

正確使力伸展腳踝，才能使走路速度加快

1 腳跟貼地，腳尖朝上

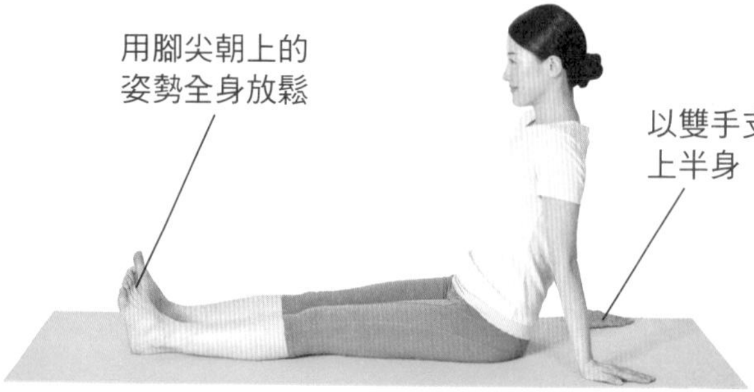
用腳尖朝上的
姿勢全身放鬆
以雙手支撐
上半身

2 腳掌往地板方向下壓

30秒
×2次

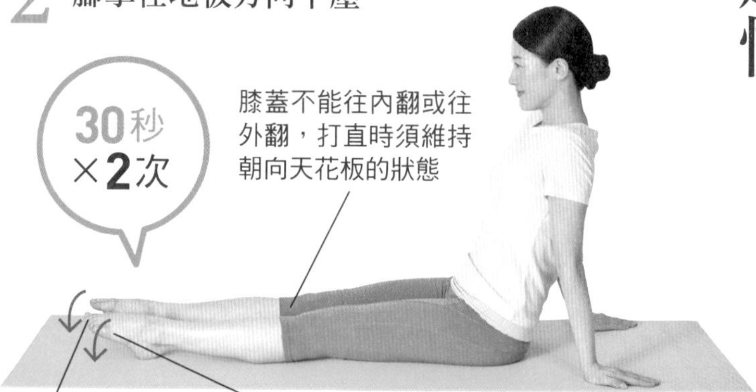
膝蓋不能往內翻或往
外翻，打直時須維持
朝向天花板的狀態
從腳趾根部打直
腳跟往自己的方向拉，同時盡
可能將腳掌往地板方向下壓

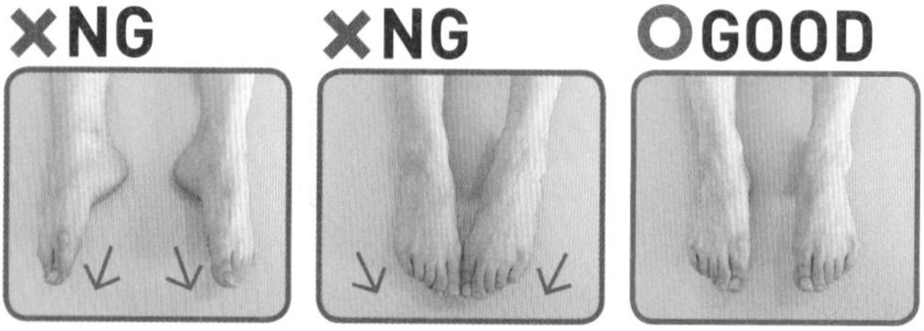

注意腳尖不能朝外或朝內移動

將注意力
放在這裡

- 腳踝
- 腳尖
- 腳跟

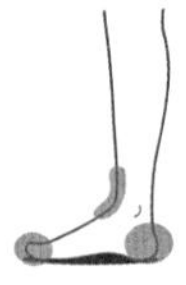

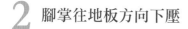

三級的運動

鍛鍊▼訓練腳踝與小腿肚的肌肉

從單腳平衡的姿勢，讓重心往前移動更順暢

1 只用單腳站立

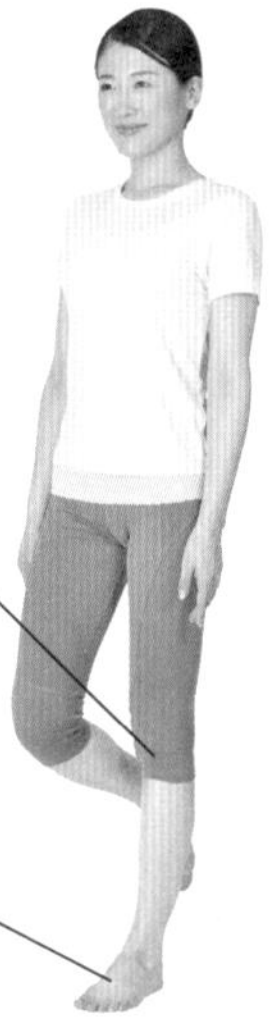

腳尖與膝蓋朝向正前方，用單腳站著

體重落在整個腳掌上

2 將腳踝彎曲，前傾約45度

×NG

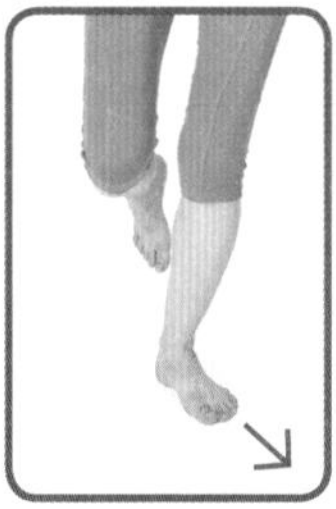

○GOOD

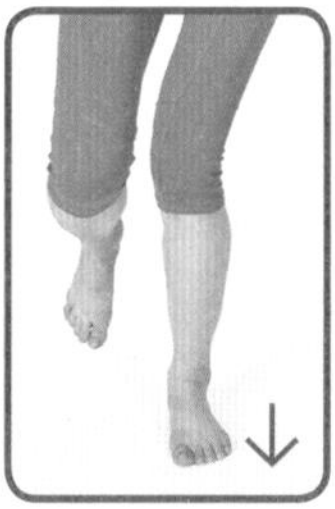

體重落在腳掌上時，腳尖不能朝外

30秒×2次
另一隻腳也以相同方式進行

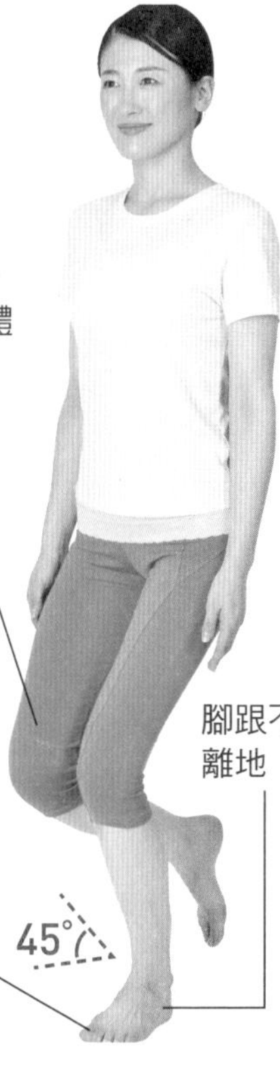

繼續維持1的姿勢，前傾約45度後，將體重落在腳掌上

腳跟不能離地

不能用腳趾抓著地板

45°

將注意力放在這裡

- 腳掌的三角構面
- 小腿・腳踝
- 小腿肚

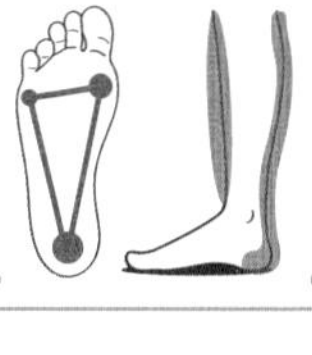

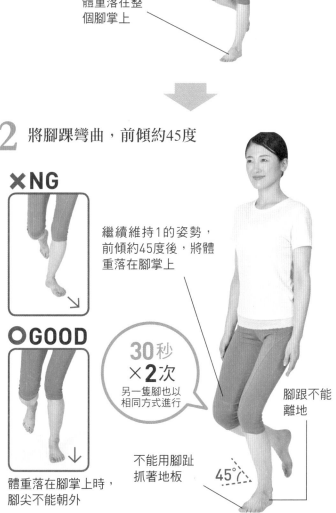

Column

小心「腳踝扭傷」

扭傷是足部常見的一種受傷症狀。「熱愛運動」的人，應該都曾經扭傷過，在日常生活中，也常聽說有人「因為摔倒而扭傷」。其中多數會發生腳踝扭傷（足部內翻扭傷），這是因為腳踝過度往外扭，才會引發腳踝外側肌肉及韌帶（支撐關節正確活動的帶狀組織）損傷。

「足部內翻」是將腳踝內側抬高的動作，「足部外翻」則是將腳踝外側抬高的動作（第一〇四頁）。兩者相較之下，據說足部內翻的活動範圍比足部外翻高出兩倍左右。可見腳踝能活動的範圍很廣，就算摔倒後腳踝朝內彎曲，只要能夠使用腳掌外側踩煞車，就不會造成任何問題，但是當煞車能力變差，腳踝內翻的程度超出原本可以活動的範圍，就會導致扭傷。

想要維持煞車功能預防扭傷，最有效的方式就是做腳趾猜拳運動。例如做「下剪刀」（第四十六頁）的練習，就能鍛鍊到小腿外側的肌肉，預防扭傷。

第4章

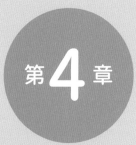

擺脫
疼痛不適！
對症下藥的
腳掌運動

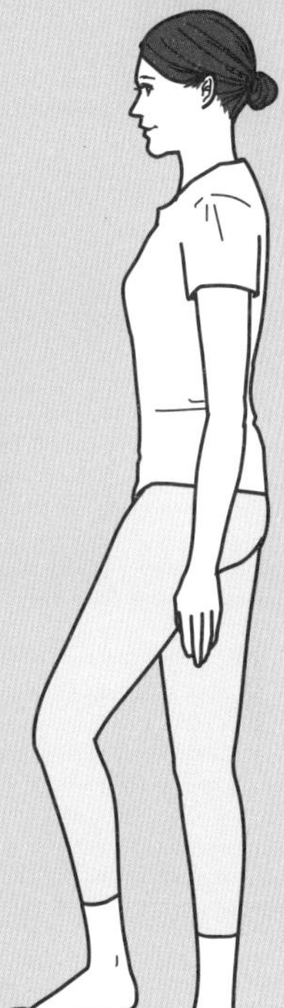

有些人走路會腰痛或是走路不穩，

接下來就要為大家介紹有效改善各式困擾的運動。

請大家搭配鍛鍊臀部肌肉的運動，一起做做看！

同時鍛鍊腳掌與臀部，改善疼痛及步行問題

你是否總以為腰痛、膝蓋痛、走路不穩這類的不適症狀，「都是因為上了年紀的關係而莫可奈何」，於是心生絕望了呢？這類的問題，其實也能靠腳掌運動加以改善。

誠如本書開頭所言，「臀部等於引擎，腳掌類似輪胎」，想擁有健步如飛的下半身，靠自己的雙腳健康自在走到老的人，一定要靠「臀部」與「腳掌」的連動，因為臀部能催生步行力，扎實承接步行時產生的衝擊，腳掌則能維持身體平衡，同時使重心從著地至踏出腳步這段過程順暢移動。

如果這方面的連動失常，步行力就會衰退而容易疲勞，甚至負擔會集中在局部肌肉及關節上誘發疼痛，連帶衍生出各式各樣的問題。

本章將針對「腰痛」、「膝蓋痛」、「走路不穩」、「走路慢吞吞」這四種煩惱，為大家究其原因，並介紹做哪些運動可以鍛鍊腳掌及臀部，幫助大家對症下藥有效改善。

這些運動沒必要每天都做，撥得出時間的人，每天做完基本運動之後，再同時進行這些對症下藥的運動吧！

不管哪一種車，單靠引擎是跑不動的，單有輪胎也無法向前行。調整等同輪胎的腳掌，同時再鍛鍊形同引擎的臀部，才能產生馬力，維持健步如飛走到老的足部，也就是說，藉由日常保養，即可擺脫身體不適及疼痛現象。

當你身體沒有不舒服，就不會覺得走路很折騰，因而能夠經常外出，從事散步或購物等活動。當你覺得走路是件快樂的事，就能領略人生的樂趣。希望大家能夠擁有舒適自在的下半身，健康度過人生百歲的時代。

用腳掌正確走路，「腰痛」就不可怕！

想要預防腰痛有一大前提，髖關節與臀部肌肉必須能吸收步行時產生的衝擊。因此，最重要的就是能使腳跟在正確位置著地。如能從腳跟正確著地，來自地面的衝擊就能正確傳達至臀部，減輕帶給腰部的負擔，有助於改善腰痛。

首先須放鬆腳跟，使腳掌內、外側抬高，以便做到「足部內翻」與「足部外翻」的動作。完成這兩個動作，才能形成足弓，足弓成形後，才足以支撐整個面（第二十六頁），所以請大家一定要記住這一點。其次，須調整彎曲腳踝和膝蓋的方式，使腳踝和膝蓋打直，同時鍛鍊小腿肚。彎曲腳踝的動作稱作「背屈」（第一〇四頁）。當你無法做出正確的背屈動作，著地時的衝擊力將無法確實傳達至臀部。

當然鍛鍊臀部這塊肌肉也很重要，所以也需要一邊進行臀部運動，強化髖關節，鍛鍊臀部足以抵抗步行時產生的衝擊。

腰痛二字說來簡單，成因卻是五花八門。不過走路時腰會痛的人，十分有可能是因為腳掌少了三角構面的支撐，才會誘發腳掌疼痛，所以請大家一定要做做看下一頁開始為大家介紹的三種運動。

原因？

無法利用臀部肌肉全盤吸收來自地面的衝擊，導致衝擊力全部集中在腰部。

怎麼做？

從腳跟著地後，使腳掌形成連接三個點的「三角構面」加以支撐。

改善重點

① 找回腳跟與腳踝的柔軟度，使腳跟和腳踝能做到「足部內翻」與「足部外翻」的動作。

② 學會如何正確彎曲膝蓋與腳踝，使衝擊容易傳達至臀部。

③ 鍛鍊臀部肌肉，使臀部肌肉得以吸收衝擊力。

自次頁開始介紹對症下藥腳掌運動！

放鬆▼擴大腳跟可動範圍
改善腳跟朝外、朝內的動作，使腳跟更穩定

1 坐著用雙手握住單腳的腳跟與腳踝

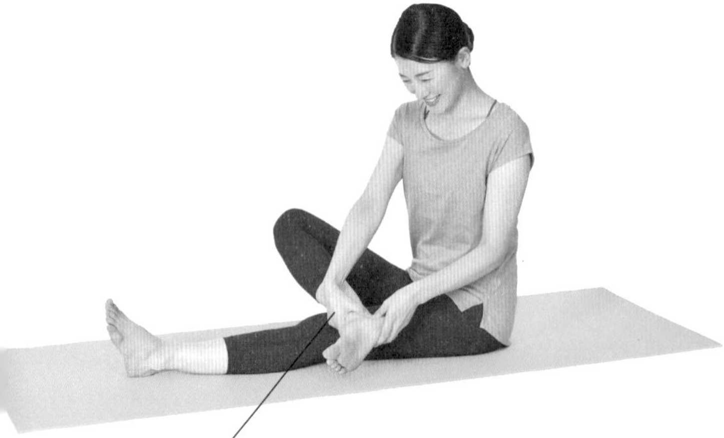

坐在地板或椅子上，同時將單腳移至雙手可及之處

2 用手指按壓腳跟周圍

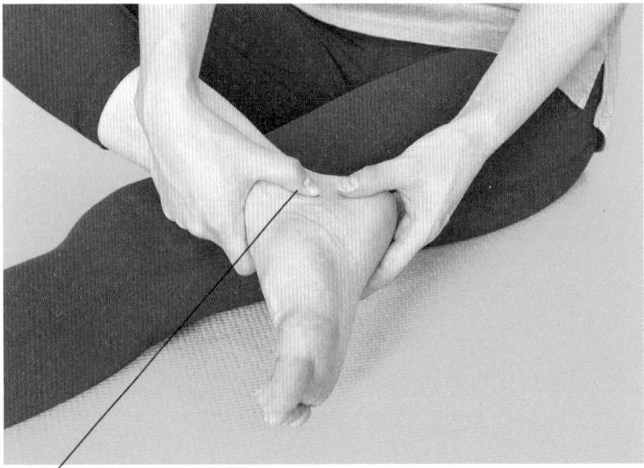

用單手大拇指按壓腳踝骨下方一帶。再用另一隻手抓住腳跟

將注意力放在這裡

・腳跟

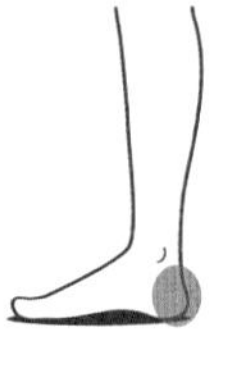

3 將腳跟的骨頭往內、外動一動

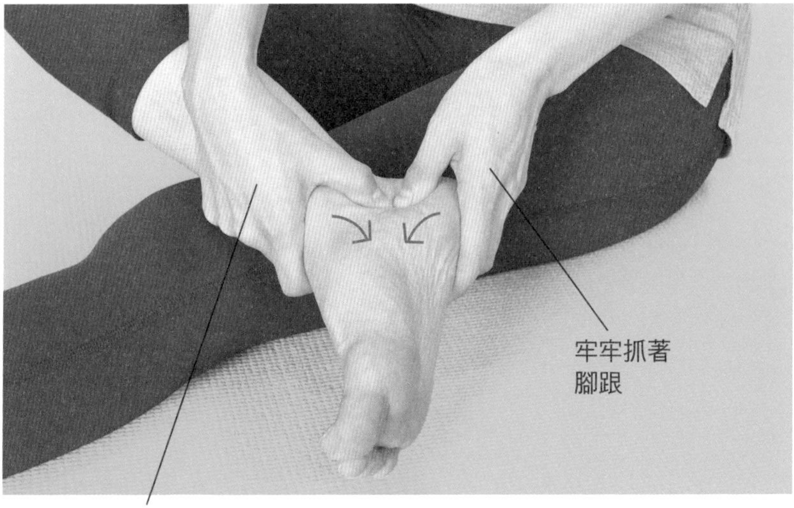

用單手好好抓住腳踝

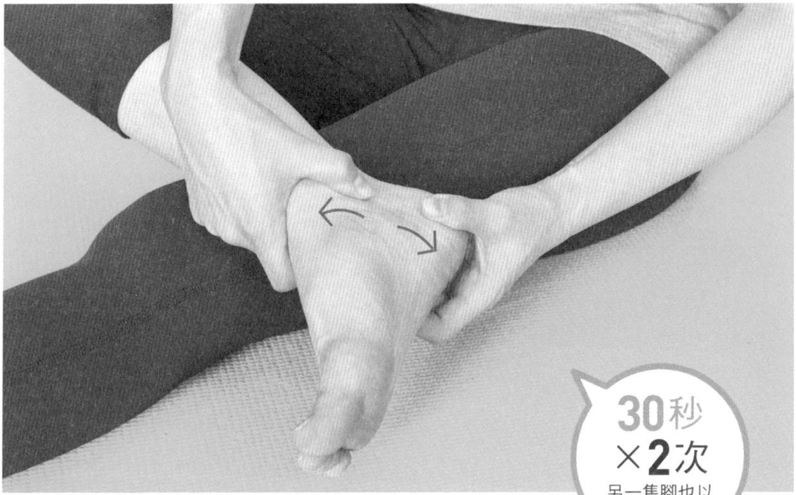
另一隻腳也以
相同方式進行

將腳跟往內、外持續活動30秒

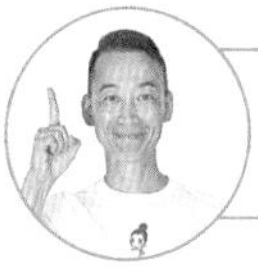

左右腳輪流動一動，並將重點放在不方便活動的那隻腳上，好好的活動一下。

鍛鍊▼彎曲腳踝

鍛鍊小腿，緩解著地時的衝擊

1 坐在椅子上，雙腳放鬆

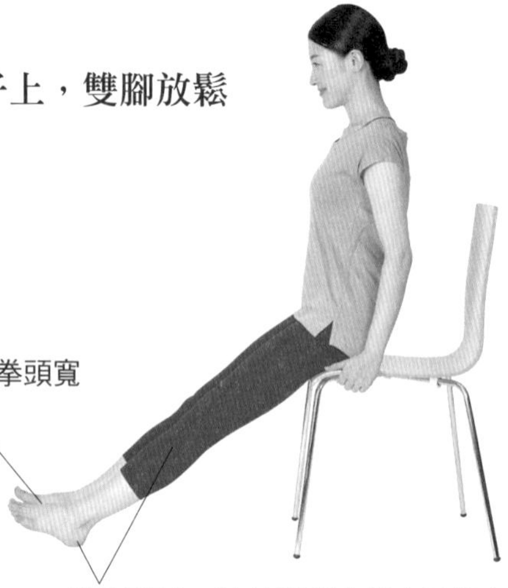

雙腳打開一個拳頭寬

腳跟著地，膝蓋與腳尖朝向正前方

2 腳踝往自己的方向彎

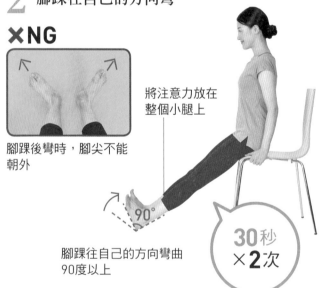

✕NG

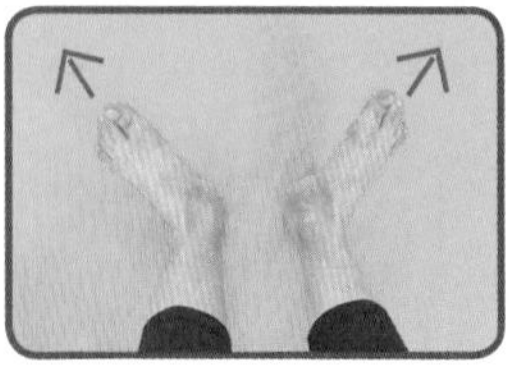

腳踝後彎時，腳尖不能朝外

將注意力放在整個小腿上

腳踝往自己的方向彎曲90度以上

30秒×2次

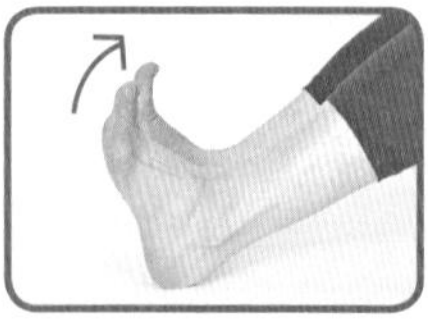

HARD

能夠完成動作的人，腳趾也能跟著腳踝一起後彎

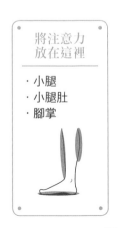

將注意力放在這裡

- 小腿
- 小腿肚
- 腳掌

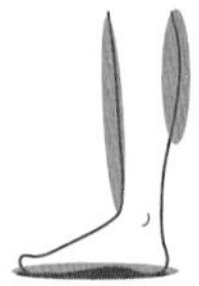

鍛鍊▼臀部運動（腰痛篇）

鍛鍊臀部與脊椎周邊，

減輕腰部負擔

1 雙腳大幅度打開後使胸部擴張開來

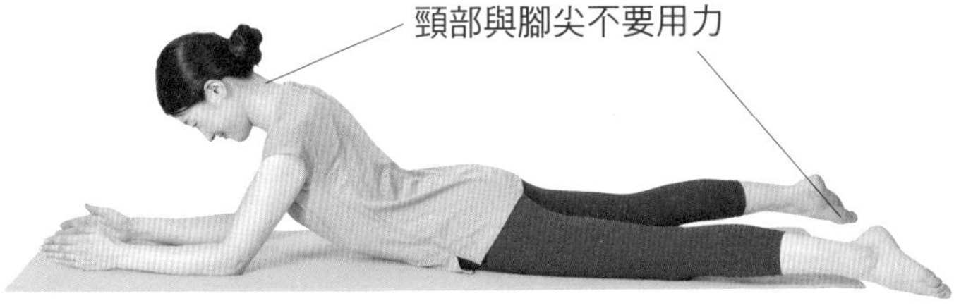

雙腳大幅度打開，有如停止尿尿一般刻意緊縮臀部。接著從心窩處，將心窩處以上的上半身後彎

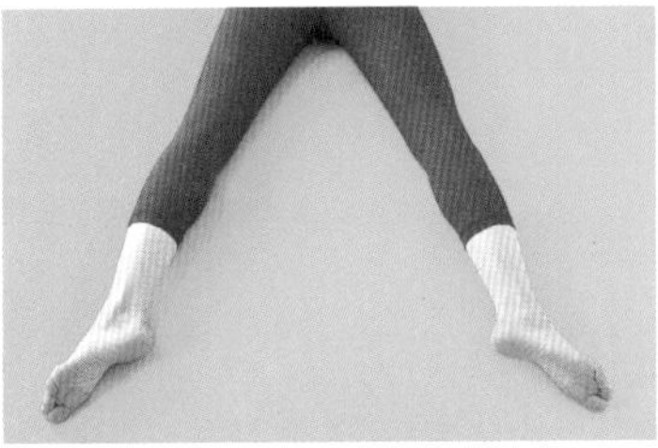

雙腳打開後膝蓋朝外

2 雙手手臂在肩膀延長線上打直

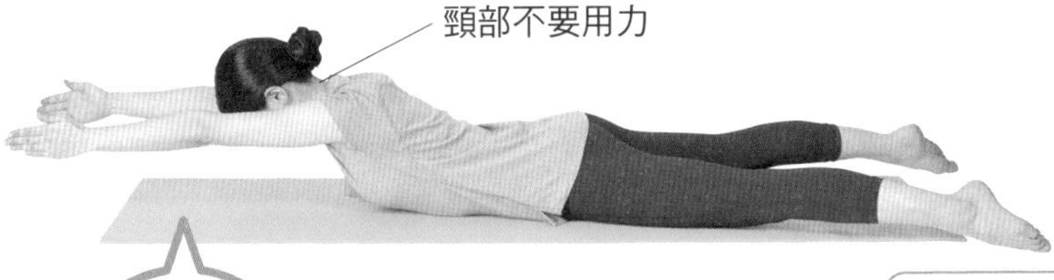

維持1的姿勢，雙臂打直

30秒
×2次

將注意力放在這裡

· 臀部
· 脊椎周邊

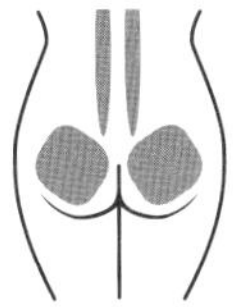

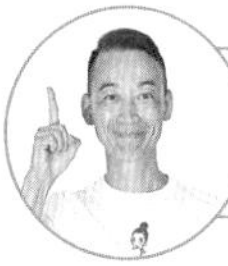

使髖關節能完全吸收走路時來自地面的衝擊。還能讓體幹變得更穩定。

調整骨骼排列方式就能改善「膝蓋痛」！

有些人走路單腳碰觸到地面時，膝蓋並不會彎曲，而是呈現打直的狀態往內或往外傾斜。

這是因為足部骨骼不正所導致，膝蓋韌帶只有單側伸展，這樣的狀態十分危險。尤其，當通過膝蓋內側的內側韌帶完全伸展之後，還會造成守護膝蓋關節，形同緩衝器的半月板受損，所以必須特別小心才行。

以為「不會痛就沒問題」的人，請做做看第二十一頁的「蹲姿檢測」。當你彎曲膝蓋蹲下來時，腳尖會自然朝外的人，代表你的骨骼排列有問題。這類型的人，即便現今不會特別疼痛，但是未來可能會發生潛在性膝蓋痛等問題，可說完全不能大意。

下面為大家介紹的三種運動，反覆練習之後，就能調整雙腳的骨骼排列，避免造成韌帶負擔，讓你學會膝蓋如何彎曲才能正確步行。

走路時，最重要的關鍵部位就在膝蓋，也是能讓人健康自在走到老的重要部位。光憑這一點，希望飽受膝蓋痛的人，以及未來可能會膝蓋痛的人，都一定要開始實踐這些運動。

原因？

雙腳在走路碰觸到地面時，膝蓋往內或往外傾斜，以致於傷到韌帶及半月板。

怎麼做？

調整雙腳骨骼排列方式，使膝蓋能直直地彎曲。

改善重點

①找回小腿肚及大腿後側的柔軟度，使膝蓋能直直地彎曲。

②培養腳掌的平衡感，避免膝蓋往內或往外晃動。

③鍛鍊臀部的肌肉，同時調整膝蓋以下的骨骼排列。

自次頁開始介紹對症下藥腳掌運動！

伸展小腿肚，有助於步行時正確著地

放鬆▼伸展腳踝與小腿肚

1 單腳立膝

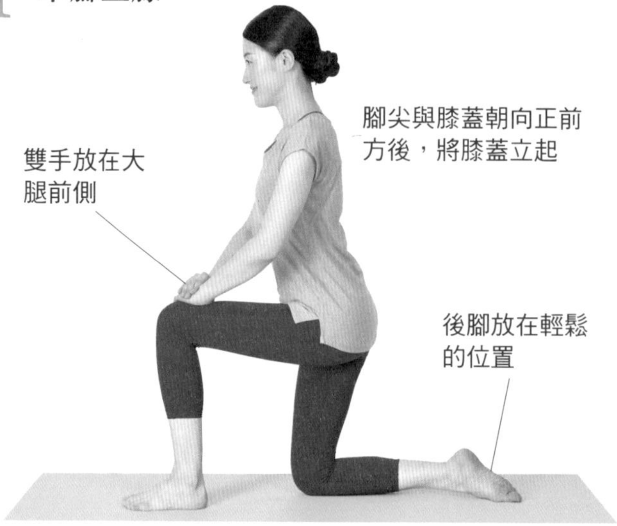

雙手放在大腿前側

腳尖與膝蓋朝向正前方後，將膝蓋立起

後腳放在輕鬆的位置

2 體重落在前腳後小腿前傾

30秒×2次
另一隻腳也以相同方式進行

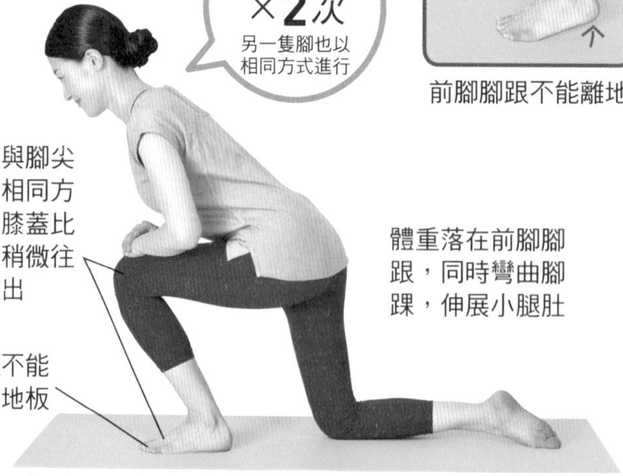

膝蓋與腳尖朝向相同方向，膝蓋比腳尖稍微往前突出

腳趾不能抓著地板

體重落在前腳腳跟，同時彎曲腳踝，伸展小腿肚

×NG

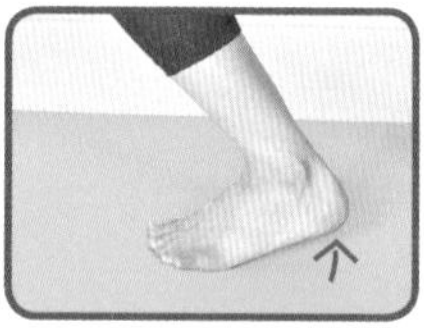

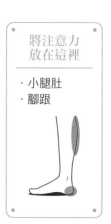

前腳腳跟不能離地

將注意力放在這裡

- 小腿肚
- 腳跟

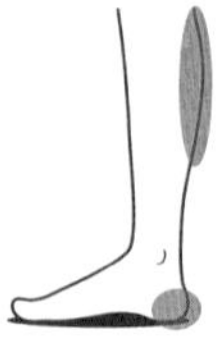

鍛鍊▼訓練腳掌外側的肌肉

鍛鍊外側縱弓，減輕膝蓋負擔

1 體重落在腳掌外側後站好

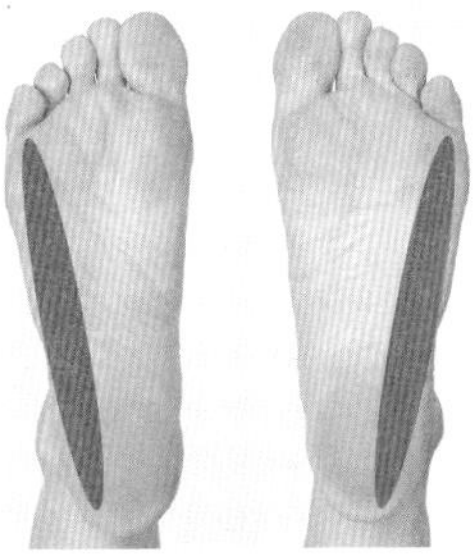

體重落在腳掌的外側

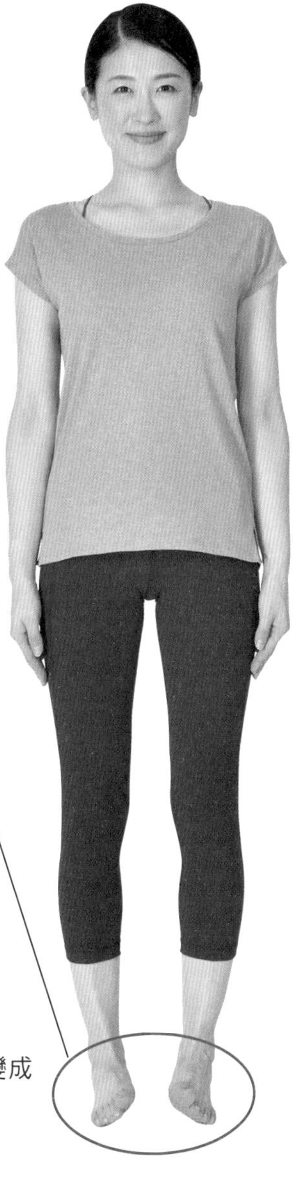

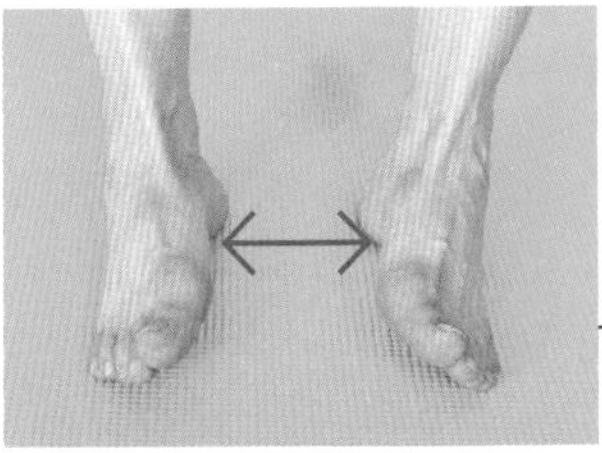

雙腳間隔一個拳頭寬，腳趾稍微後彎才容易取得平衡

從腳尖朝向正前方的姿勢，變成將體重落在腳掌外側的站姿

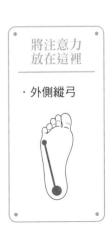

將注意力放在這裡

・外側縱弓

接續次頁

2 維持體重落在外側的姿勢做踏步動作

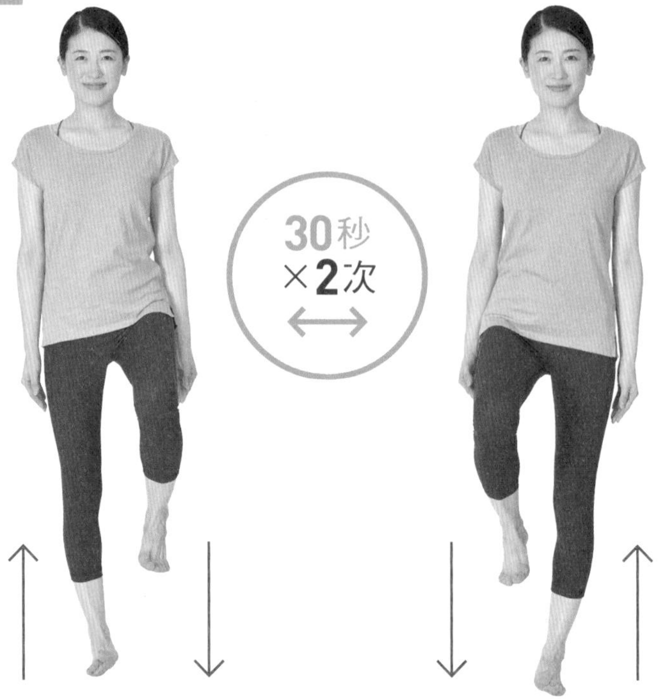

維持體重落在外側的姿勢，左右腳輪流慢慢地踏步

EASY

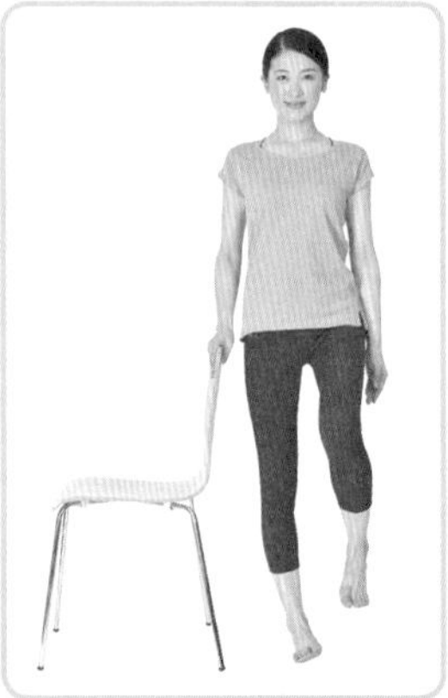

站不穩的人可以扶著椅子

×NG

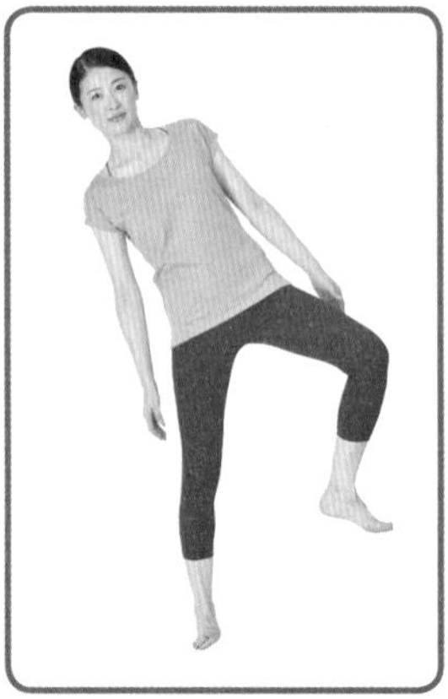

膝蓋與腳尖不能朝外

鍛鍊▼臀部運動（膝蓋痛篇）

調整骨骼排列方式，改善小腿以下的扭曲現象

1 以下剪刀的姿勢站好

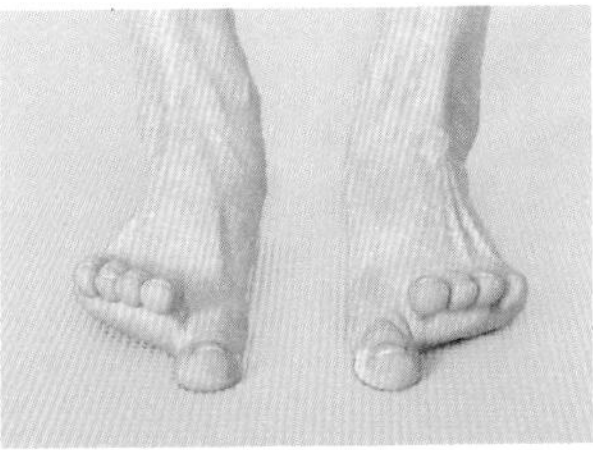

做下剪刀的方法請參閱第46頁

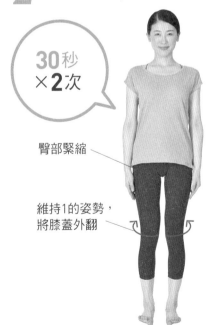

以下剪刀的姿勢立正站好

2 膝蓋外翻並維持30秒

30秒
×2次

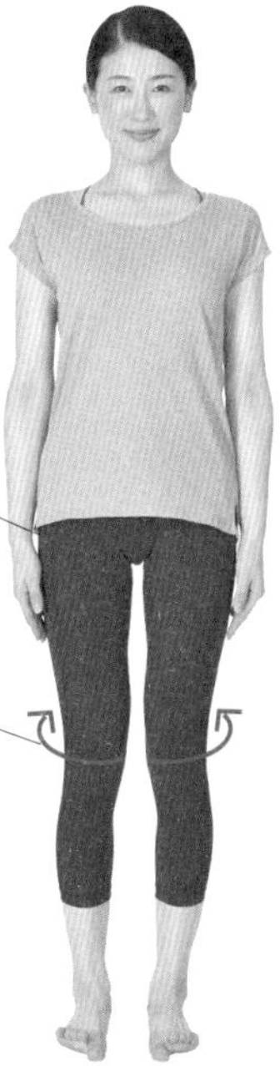

臀部緊縮

維持1的姿勢，將膝蓋外翻

×NG

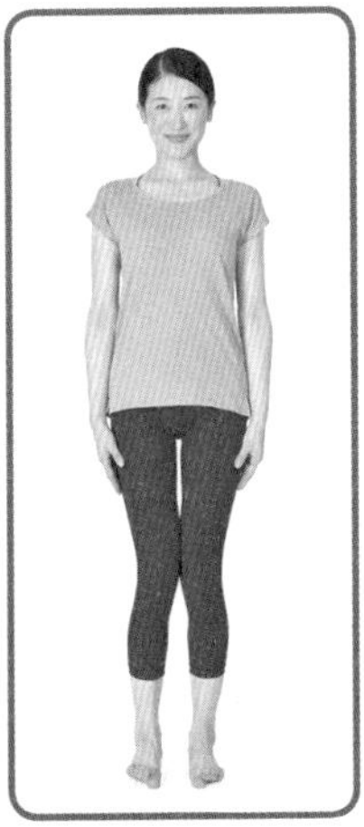

膝蓋沒有外翻

將注意力放在這裡

- 臀部
- 小腿

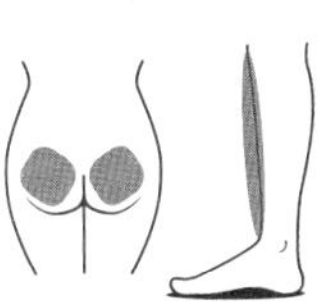

喚醒足弓力就能擺脫「走路不穩」！

走路時，以腳跟、小趾根部、大拇趾根部這三個點連成的三角構面「支撐」身體走路為最理想的狀態，這部分已在第一章為大家說明過了（第二十六頁）。

以三角構面支撐，和腳掌的平衡感有直接關係，所以走路不穩的人，改善的第一步就是要能藉由這個三角構面來支撐身體。

想要形塑出三角構面，首先須從調整腳掌的足弓做起。

我們的腳掌原本便存在內側縱弓、外側縱弓、橫弓這三個足弓，運作方式像彈簧一樣，保護著我們的關節，避免受到著地時來自地面的衝擊（第一〇二頁）。

三個足弓還和著地時的平衡感有關係，所以就和三角構面支撐身體一樣，當三個足弓無法正常運作，將直接影響到走路不穩的問題。

想要了解自己的足弓是否正常運作，藉由「單腳站立」（第七頁）檢測法就能得知。

請試著單腳站立三十秒，這時候身體會搖晃的人，或是抬高的那隻腳會著地的人，可能你的足弓有問題，腳掌已經無法以三角構面支撐身體了。

本章為大家介紹的運動，就是要幫助大家喚醒衰退的足弓，培養平衡感。接著再搭配臀部的運動，同時鍛鍊腳掌與臀部，就能使腳掌恢復正常，走在凹凸不平的街道上也不怕跌倒了。

原因？

無法以三角構面「支撐」身體，失去平衡導致走路不穩。

怎麼做？

強化內側縱弓、外側縱弓、橫弓這三個足弓，強化以三角構面支撐身體的力量。

改善重點

① 形塑連接內側縱弓與外側縱弓的「橫弓」，調整腳掌。

② 培養平衡感，才能承受來自前後左右任何方向的力量，避免身體搖晃。

③ 鍛鍊臀部，使髖關節與膝關節更穩定。

自次頁開始介紹對症下藥腳掌運動！

放鬆▼伸展形塑橫弓
發揮橫弓力，減輕走路不穩現象

1 雙手抓著腳趾

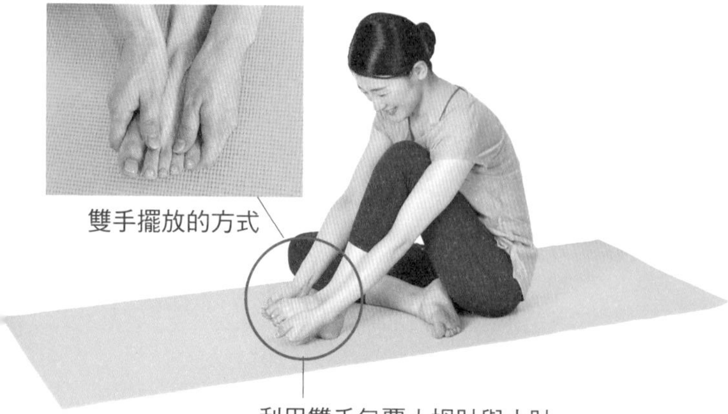

雙手擺放的方式

利用雙手包覆大拇趾與小趾

2 用雙手使腳背拱起

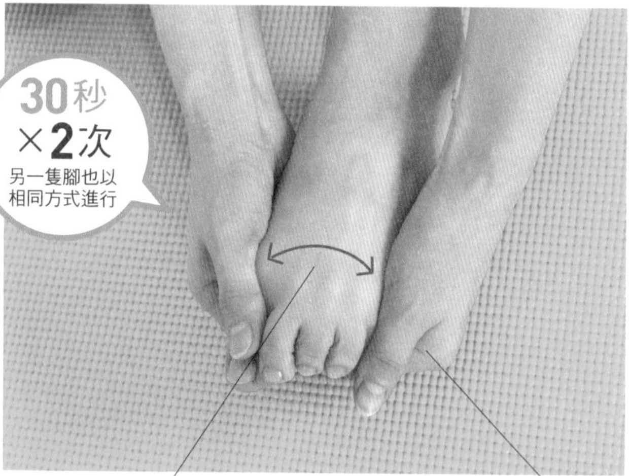

30秒
×2次
另一隻腳也以
相同方式進行

使腳背拱起成圓弧狀，
並將所有腳趾彎曲

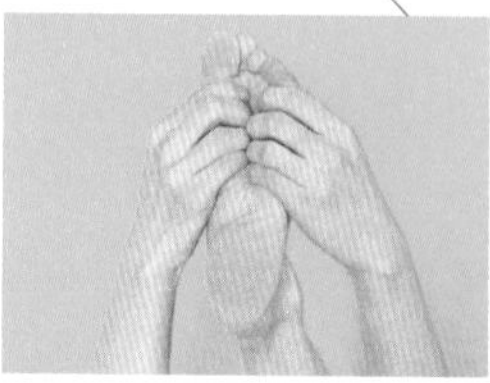

按壓腳底至食趾下方，
同時彎曲

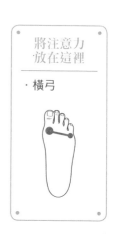

將注意力
放在這裡

· 橫弓

鍛鍊▼四面八方平衡運動

將體重落在前後左右，鍛鍊全方位的平衡感

1 體重落在腳掌前方

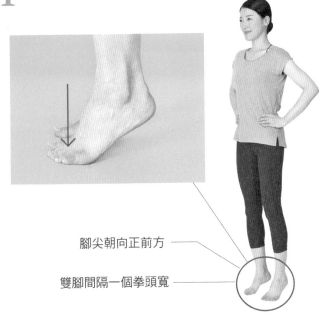

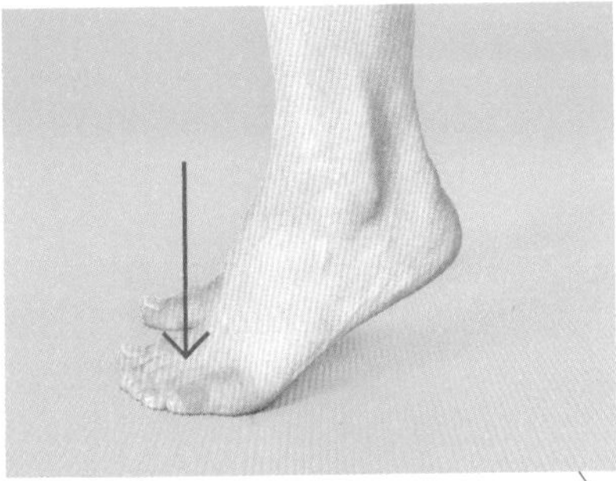

腳尖朝向正前方

雙腳間隔一個拳頭寬

2 體重落在腳跟

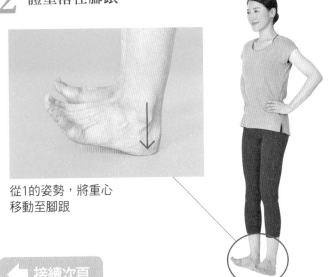

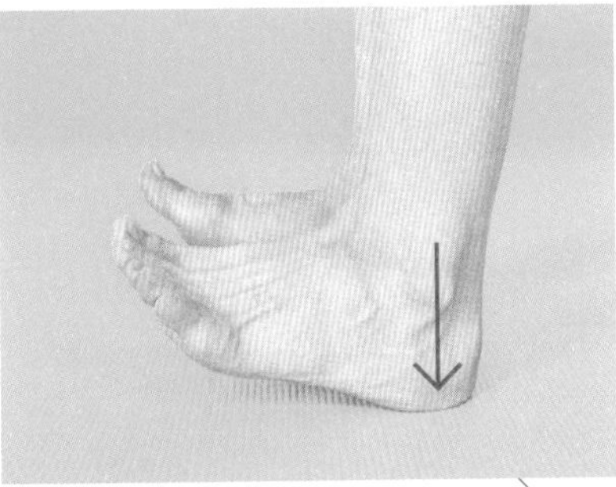

從1的姿勢，將重心
移動至腳跟

將注意力
放在這裡

- 內側縱弓
- 外側縱弓
- 橫弓
- 腳跟

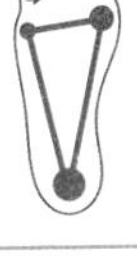

接續次頁

3 重心往右移動

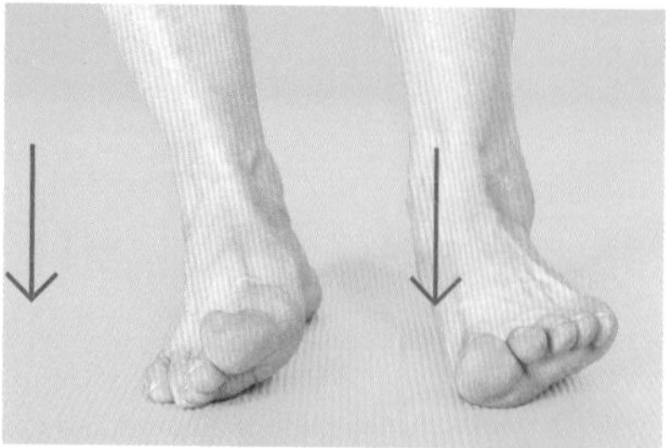

分別將體重落在右腳外側及左腳內側，另一側則須確實抬高

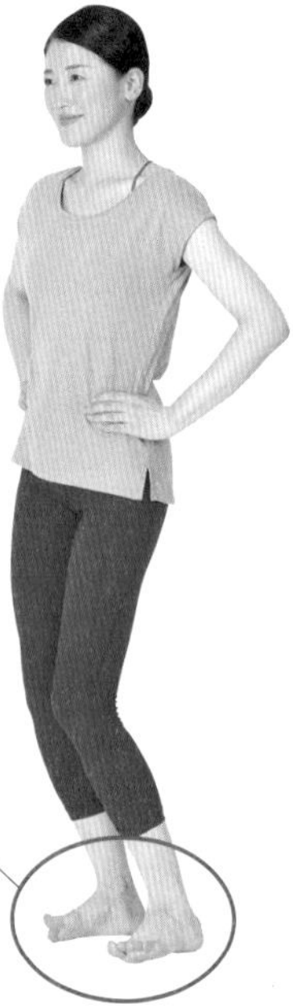

4 重心往左移動

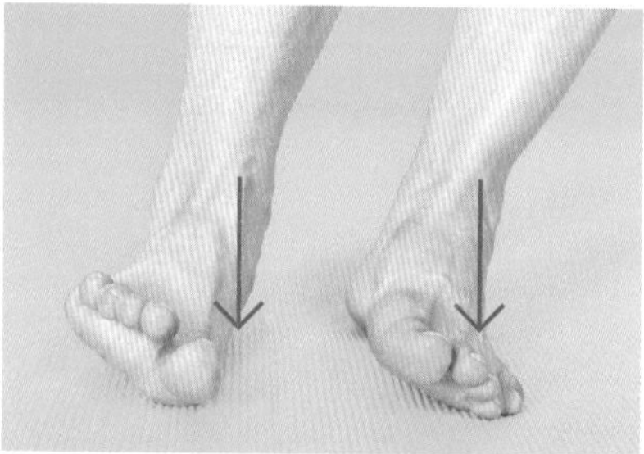

分別將體重落在左腳外側及右腳內側，另一側則須確實抬高

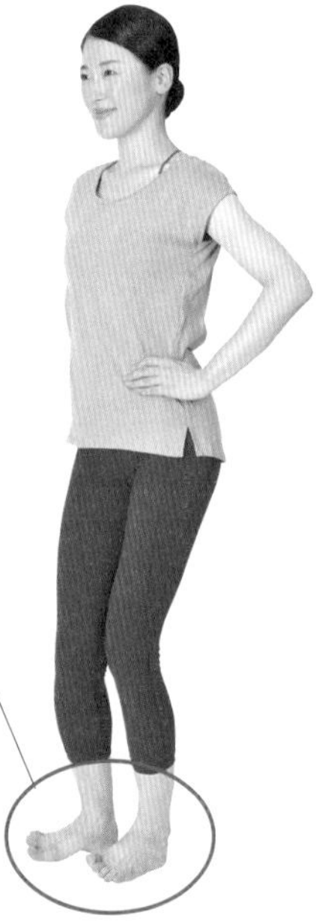

EASY

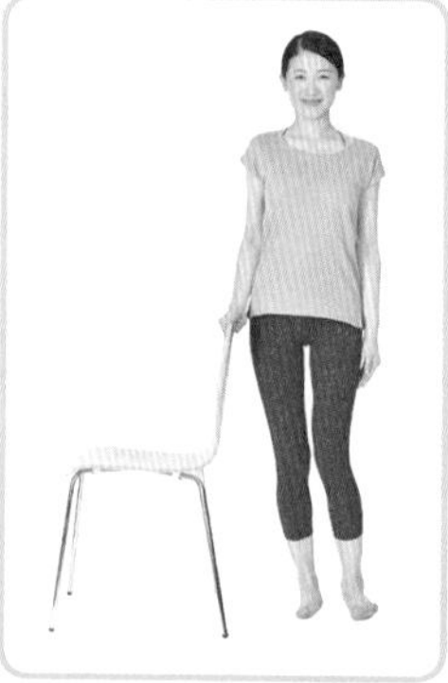

站不穩的人，可以扶著椅子等物品支撐

❶至❹
5圈
×2次

鍛鍊▼臀部運動（走路不穩篇）
使髖關節與膝關節更穩定，預防走路不穩

1 從四足跪姿將單腳離地

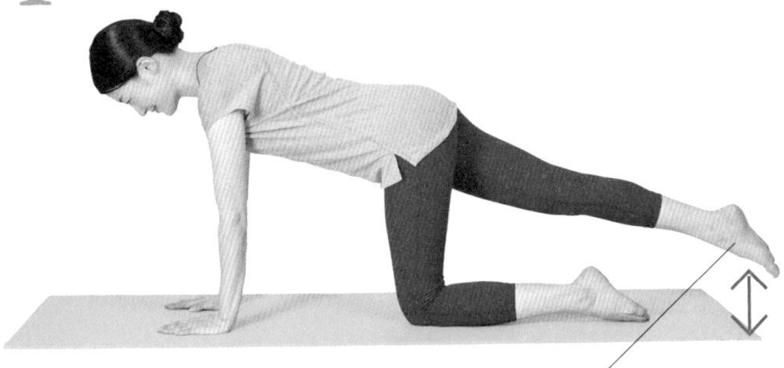
單腳離地五公分左右

2 臀部往後放下

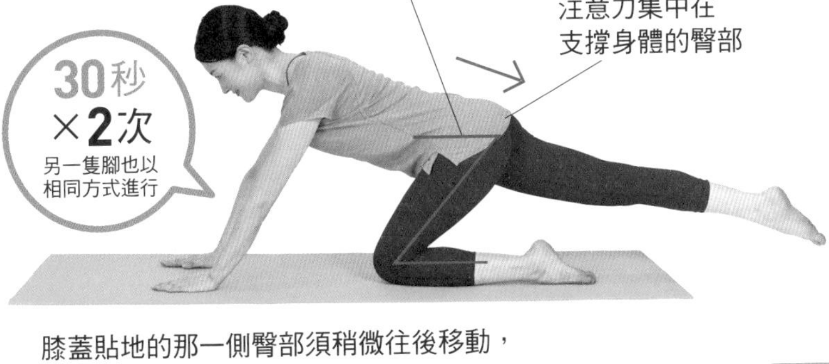
臀部盡量呈水平
注意力集中在
支撐身體的臀部
30秒
×2次
另一隻腳也以
相同方式進行

膝蓋貼地的那一側臀部須稍微往後移動，
讓腳從腹部呈現「Z」字型

×NG

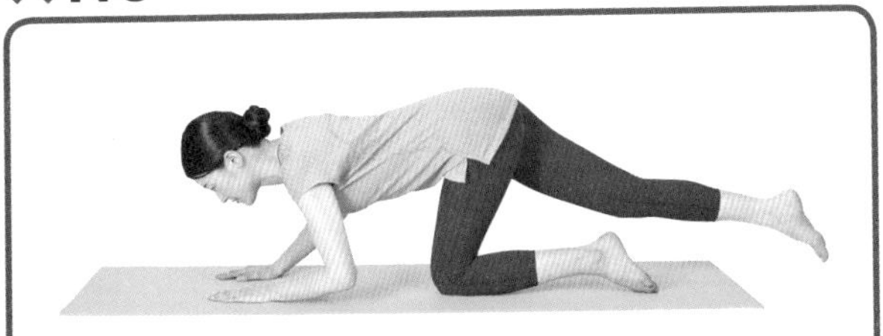

膝蓋彎曲身體會前傾，所以要特別注意

將注意力
放在這裡

· 臀部

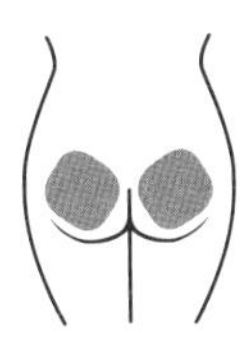

善用臀部力量就能健步如飛！「走路不再慢吞吞」

走路時，會將臀部的力量確實傳達至地面，同時踏地，然後利用這個反作用力再不斷地往前進。這時候如果臀部的力量無法正確傳達至腳尖，走路就會走不快。無法健步如飛的人都有一大特徵，就是步幅很小，由此可見，臀部的力量並無法妥善傳達至腳尖。

想要確實踏地，小腿肚的腓腸肌這塊肌肉具有舉足輕重的地位。腓腸肌分別位在小腿肚的內側（靠近大拇趾那一側）與外側（靠近小趾那一側），這兩側的腓腸肌如果無法均衡發揮作用，力量的傳達效率就會變差，因此第一步必須進行可使這塊肌肉變柔軟，有助於這塊肌肉正確活動的運動。

走路時，會用腳跟著地，並由此處經過腳掌外側，再靠小趾球（小趾的根部）使力，最後用母趾球（大拇趾根部）踏地抬腳，這樣的走路方式最為理想。為了使重心在這段過程順利移動，須強化「足部外翻」的動作，也就是接下來要為大家介紹的運動重點。另外，用力踩踏地面的力量也很重要，所以也會同時鍛鍊髂肌，即為將腳抬高的肌肉。

如能正確使用用來走路的肌肉，就能邁開腳步行走，因此走路速度也會變得不一樣。想當年總是健步如飛，沒想到現在走路速度竟然變得慢吞吞……。如果你有這樣的困擾，腳掌運動肯定能看出成效。

原因？

踩踏地面的力道變弱，只能慢吞吞地往前進。

怎麼做？

讓源自臀部的「步行力」能充分傳達至腳尖。

改善重點

① 維持小腿肚的柔軟度，使源自臀部至腳尖的力量能順利傳達。

② 使重心能順利從小趾球移動至母趾球。

③ 雙腳確實抬高，得以大步行走。

自次頁開始介紹對症下藥腳掌運動！

放鬆▼伸展小腿肚

拉大步幅，使走路速度變快

1 用椅子支撐身體，同時腳尖朝向正前方站好

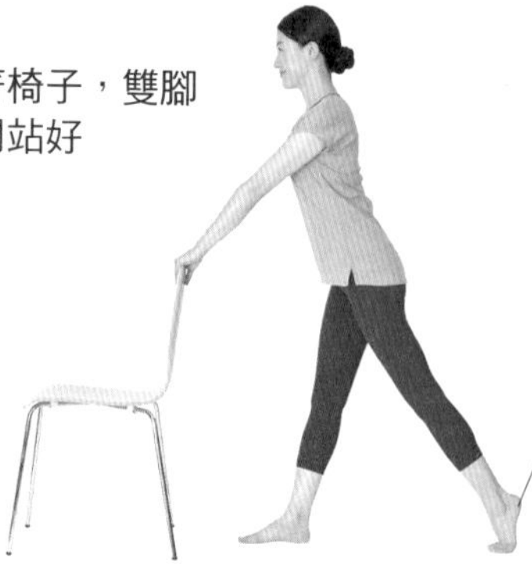
用手扶著椅子，雙腳前後打開站好
腳跟稍微離地

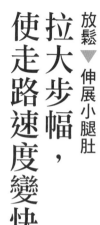

2 體重落在後腳跟上

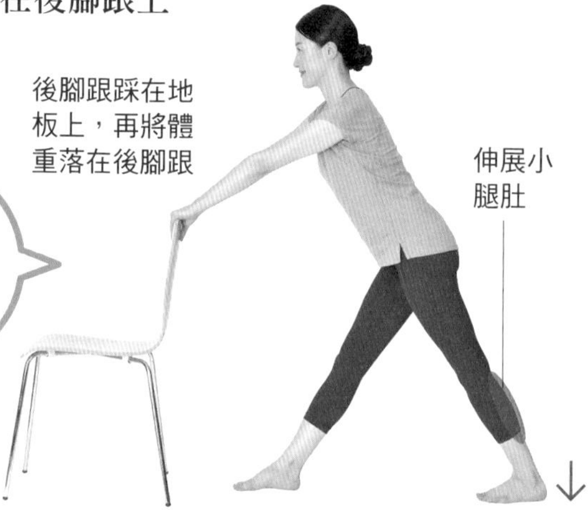

30秒×2次
另一隻腳也以相同方式進行

○GOOD

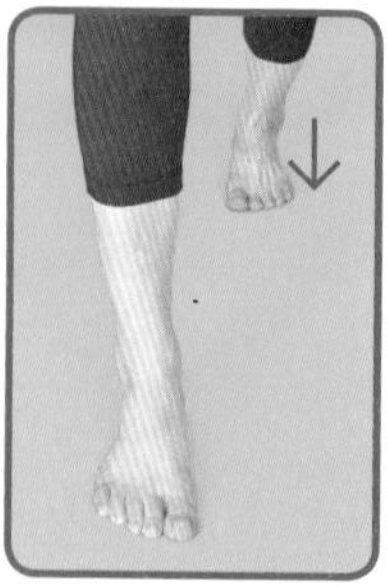

×NG

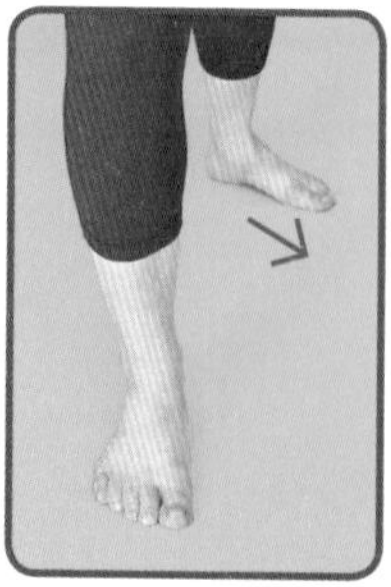

後腳朝外的話，體重將無法確實落在後腳跟上

將注意力放在這裡

- 小腿肚
- 腳跟

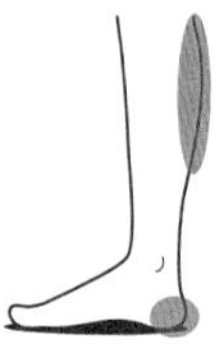

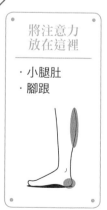

鍛鍊▼用大拇趾根部墊腳尖

將體重落在拇趾球，增強走路時的踩踏力

1 手扶著牆壁站好

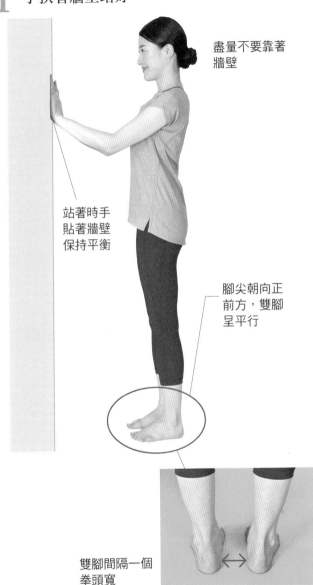

盡量不要靠著牆壁

站著時手貼著牆壁保持平衡

腳尖朝向正前方，雙腳呈平行

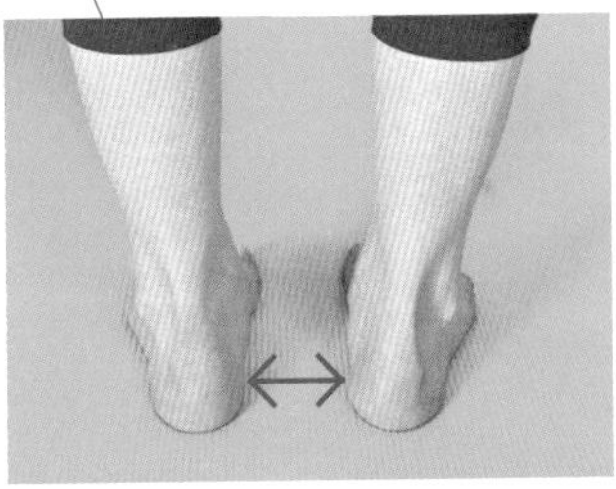

雙腳間隔一個拳頭寬

將注意力放在這裡

· 拇趾球

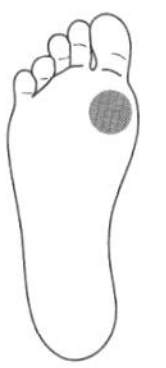

接續次頁

2 腳跟抬高至極限

×NG

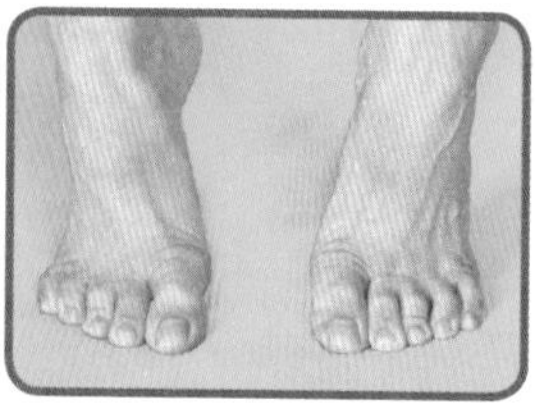

○GOOD

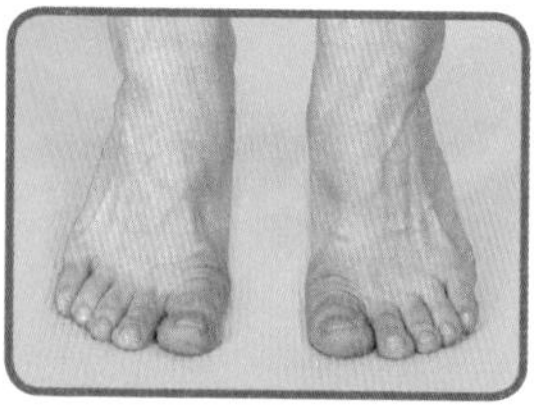

避免用腳趾抓著地板，再將體重落在大拇趾的根部

HARD

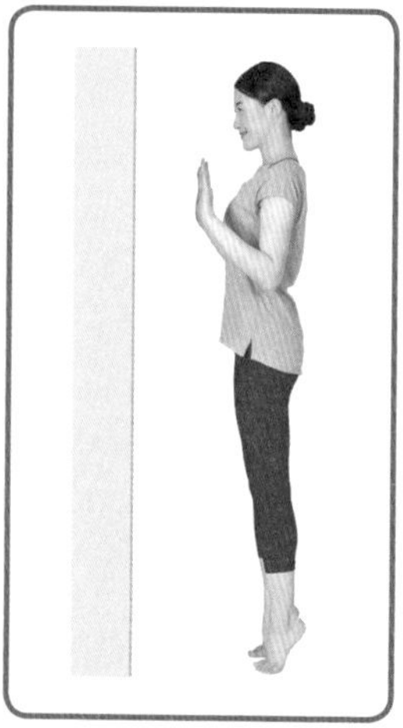

可以取得平衡的人，請挑戰手不要扶著牆壁

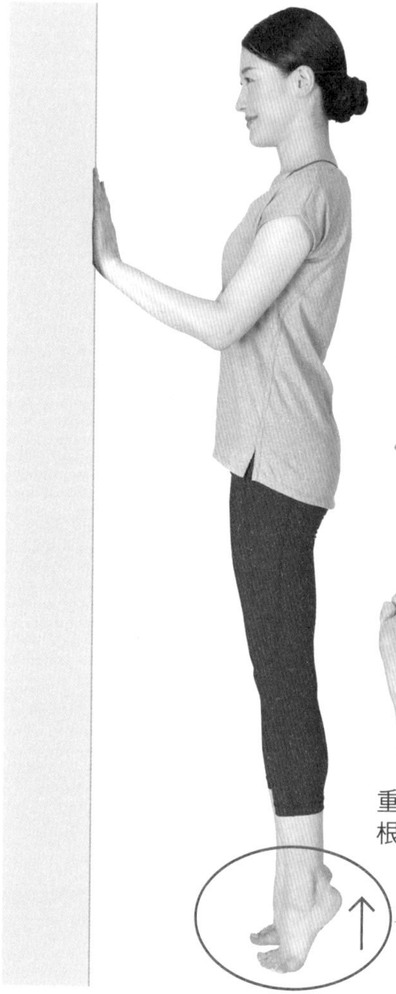

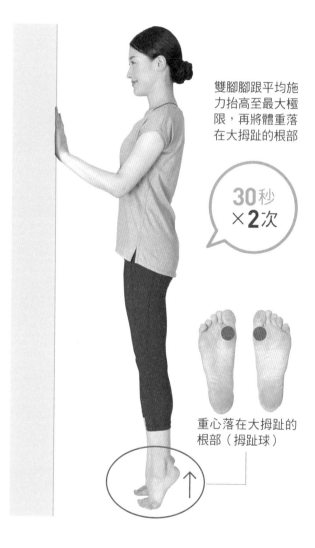

雙腳腳跟平均施力抬高至最大極限，再將體重落在大拇趾的根部

30秒
×2次

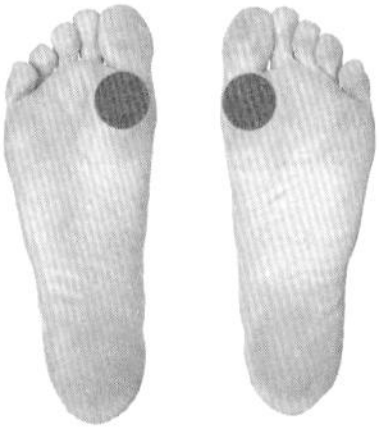

重心落在大拇趾的根部（拇趾球）

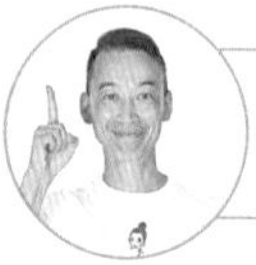

只要刻意抬高外側線條（足部外翻），就很容易將體重落在拇趾球上。

鍛鍊▼臀部運動（走路慢吞吞篇）

鍛鍊臀部肌肉與髂肌，使走路速度加快

1 臀部往後移動，將體重落在腳跟

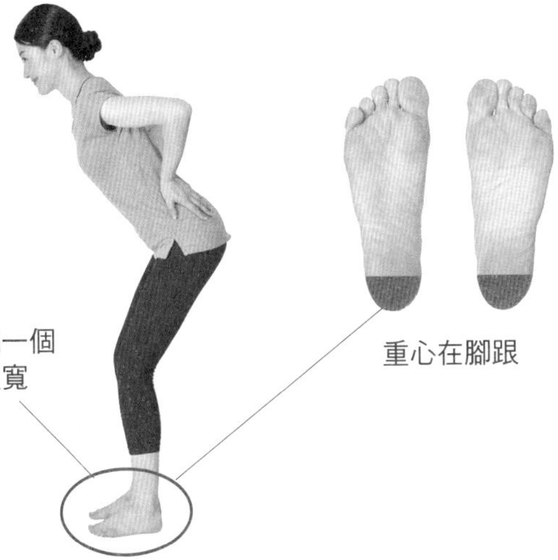

2 體重落在單腳，另一隻腳離地

維持1的姿勢，
單腳離地
刻意將大腿內
側根部抬高
臀部同樣
往後移動
30秒
×2次
另一隻腳也以
相同方式進行

×NG

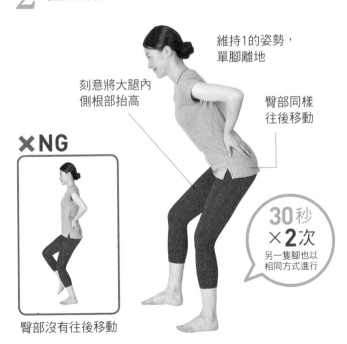

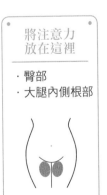

臀部沒有往後移動

將注意力放在這裡

- 臀部
- 大腿內側根部

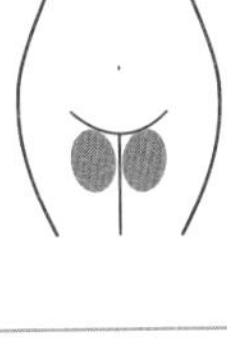

Column

拇趾外翻與扁平足的步行問題

「拇趾外翻」屬於足部變形的一種病變，另外「扁平足」以及「橫弓塌陷」等病症，也是屬於足部變形，接著來看看具體的案例。

拇趾外翻是大拇趾前端部位彎向小趾（彎向身體外側），大拇趾根部關節突出的病症。同時也有小趾前端部位彎向大拇趾（彎向身體內側）的小趾內翻。扁平足的問題則是內側縱足塌陷，將腳離地時腳心也不會往內凹，腳掌接近平坦的狀態。另外，橫弓塌陷則是足弓下陷，足部前側寬度會變寬。

這些病症都會影響腳掌機能，連帶衍生出各式各樣的步行問題。扁平足的人走路時無法吸收衝擊力，將引發膝蓋痛；拇趾外翻及橫弓塌陷的人不容易取得平衡，因此大多會走路不穩。

基本上這些病症都會不斷惡化，就算現在沒什麼問題，日子一久，可能終將影響到步行。所以在步行還不成問題之前，請大家認真做腳掌運動，好好保養足部。

第5章

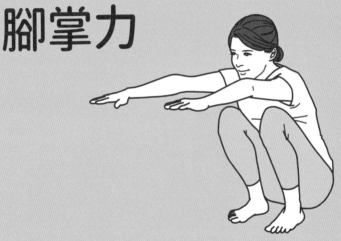

找回衰退的腳掌力

腳掌在步行時能發揮無可取代的機能，
堪稱「精密機械」，動作十分複雜且重要。
接著就來看看腳掌的構造吧！

現代人腳掌容易衰弱無力

現今這個世界生活十分便利，譬如電車或公車等公共交通工具完善，家庭房車也廣泛普及。外出到附近的地方，也大多會騎自行車前往。就連在百貨公司等高樓內移動，也幾乎都是搭乘電梯或手扶梯，而不會使用樓梯。

還有，因為電視及電腦等電器的普及，在現代人身上可以看到一個特徵，就是外出機會變少了。和過去相比，坐在辦公桌工作的時間增加，一整天大部分時間都待在室內度過的人，更不在少數。

這種生活的共同點，就是步行機會減少了。

就算是用兩隻腳走路，許多道路也都鋪設了柏油，多數路面不會凹凸不平，十分平穩，所以不像走在未鋪柏油的路面，不需要使用到具柔軟度的腳掌。

除了這類「環境」及「行為」的變化之外，也不能忘記「鞋子」的存在。

我多為身體不適的年長者提供健身方面的指導，當我在指導他們進行腳掌運動的時候，常聽學員聊到：「話說回來，我以前常穿很硬的鞋子。」這裡提到的很硬的鞋子，意指類似皮鞋或是淺口鞋這種沒有完全包覆到腳跟的鞋子。這種鞋子不但無法固定足部加以保護，若是站在不同的角度來看，還會剝奪使用腳踝及腳掌的機會。

人類的身體，不去使用就會衰退。步行機會日漸減少，只走在一片平坦毫無凹凸的道路上，而且腳上又穿著鞋子完全固定的話……，長久下來，足部原本的機能將無法發揮，所以腳掌會衰退也是理所當然之事。想要找回足部機能，最有效的方式就是做腳掌運動，而且正如第一一二頁所言，希望大家「盡可能赤腳過日子」，最重要的就是檢討平時的生活方式。

全身四分之一的骨骼集中在腳掌

人類的足部構造複雜到超乎想像，簡單舉例說明的話，不妨來看看骨骼的數量。

首先，成人全身的骨骼數量約有兩百塊左右，相較於此，小腿以下的骨骼數量，單腳就有二十八塊，雙腳共五十六塊。觀察全身即可明瞭，小腿以下的部分比軀幹小多了，也比大腿來得細，但是小腿以下的骨骼數量，卻占了全身骨骼的四分之一。

再說骨骼多的話，也就意指肌肉及關節的數量也很多，包含從小腿（膝蓋以下）連接至腳掌的肌肉，單腳就有二十四塊。

誠如第一〇〇至一〇一頁圖片所示，足部是由小塊骨骼與肌肉繁複組合而成。足部會呈現如此複雜的構造，即代表足部原本就能完成相當複雜的動作。

當我們在思考足部機能時，必須考量到一點，就是人類的演化。一般認為，人類的祖先是猿猴，為了像猿猴一樣在樹上生活，足部必須能做到精細動作，才能抓著樹枝，所以推測足部的構造原本就十分複雜。

日後人類雖然演化變成雙足行走，但是用雙足支撐身體，遠比四足保持平衡要困難得多。不管是「站立時及走路時保持平衡」，或是「發揮踩踏地面移動身體的力量」，都是十足高深的課題，為了克服這幾點，足部於是更加進化，形成非常精細的構造。我們現代人的足部，完全等同於精密機械一樣。

既為精密機械，一旦某處發生異常，影響將遍及許多層面。當某個部位失衡，其他部位也會失常。而且腳掌的機能不佳，除了會導致足部出問題之外，還會引發腰部及膝蓋出狀況。為了避免這種情形，請大家要盡早保養腳掌才是。

足部的構造（骨骼與關節）

腳掌周邊存在許多骨骼與關節。下圖中有標記名稱的骨骼、關節，都是與腳掌機能具有密切關係的部位。

右腳（外側）

雖然同為腳趾，但是每根腳趾的構造各異，①大拇趾、食趾、中趾與距骨連接，②無名趾與小趾和踵骨連接。

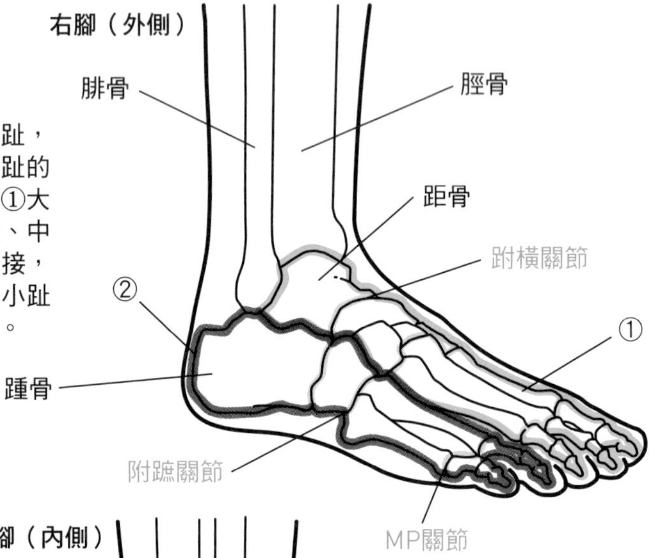

右腳（內側）

格外發達的部位為踵骨。踵骨是雙足用來步行非常重要的部位，比其他動物更為發達，向後延伸。

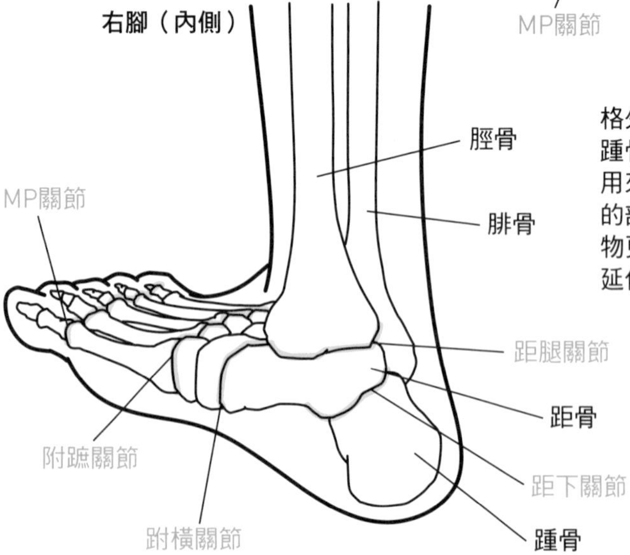

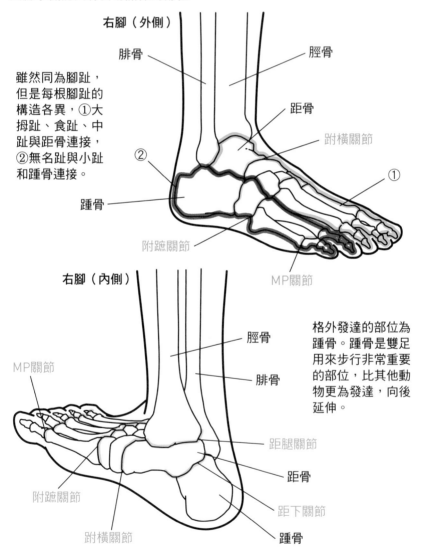

足部的構造（肌肉）

腳掌共有三個足弓（第102頁），想要調整這些足弓，將關係到許多的肌肉。

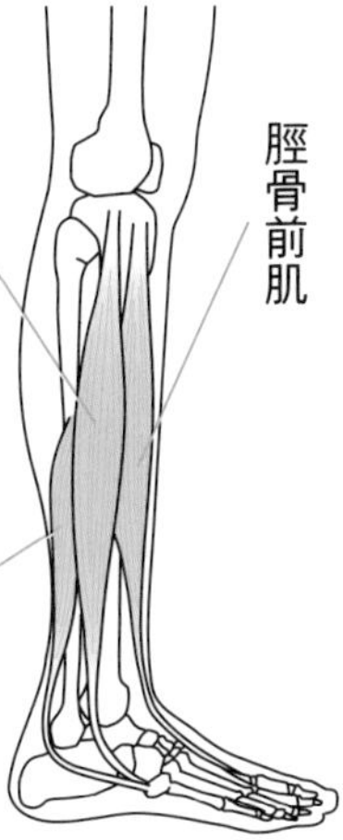

右腳（外側）

◎三個足弓使用到的肌肉
內側縱弓：脛骨前肌、脛骨後肌
外側縱弓：腓骨長肌、腓骨短肌
橫弓：腓骨長肌、足背．足底骨間肌

◎足部外翻（第104頁）使用到的肌肉
腓骨長肌、腓骨短肌

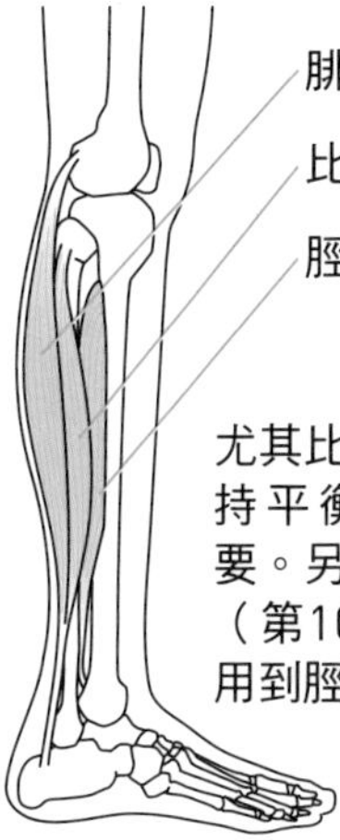

尤其比目魚肌在維持平衡時相當重要。另外足部內翻（第104頁）會使用到脛骨後肌。

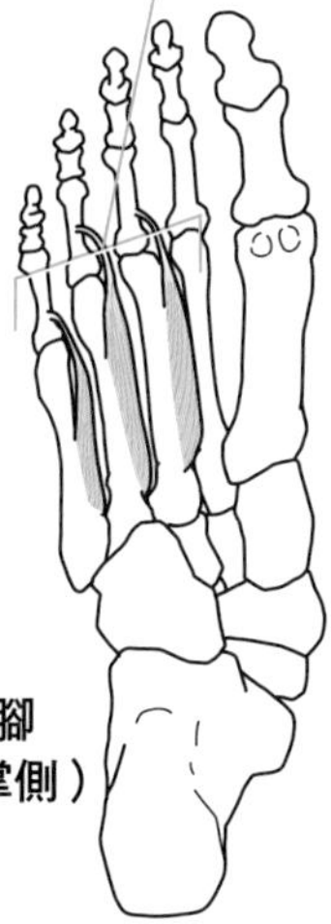

中趾、無名趾、小趾彎曲時會使用到足底骨間肌，伸展時會使用到足背骨間肌。

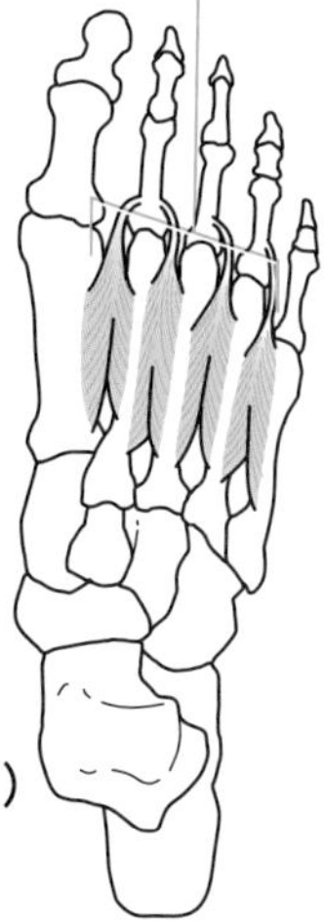

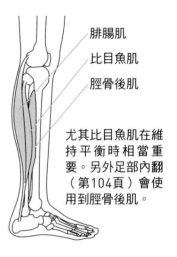

走不動是因為「腳掌骨骼歪斜」

人類的腳掌共有三個足弓，包含連結腳跟與大拇趾根部的內側縱弓、連結腳跟與小趾根部的外側縱弓、連結大拇趾根部與小趾根部的橫弓。這樣的足部構造才適合用來步行，而這樣的足部構造，相信是在四足步行進化至雙足步行的過程中演化而來。

如果沒有在平時做些腳掌運動調整腳掌，這些足弓就會失常。於是會影響到腳掌機能，發生各種異常現象。

首先會不容易取得平衡，無法自在行走，經常走路不穩。而且由臀部產生的力量無法有效傳達，因此還會使人容易疲累。還有身體會感到負擔，連帶有時將造成膝蓋痛或腰痛等症狀。甚至連扁平足等足部問題，這些足弓異常現象也是原因之一。

足部的三個足弓

足部共有三個足弓，包含「外側縱弓」、「內側縱弓」與「橫弓」，當這些足弓異常，就會影響到腳掌的機能。

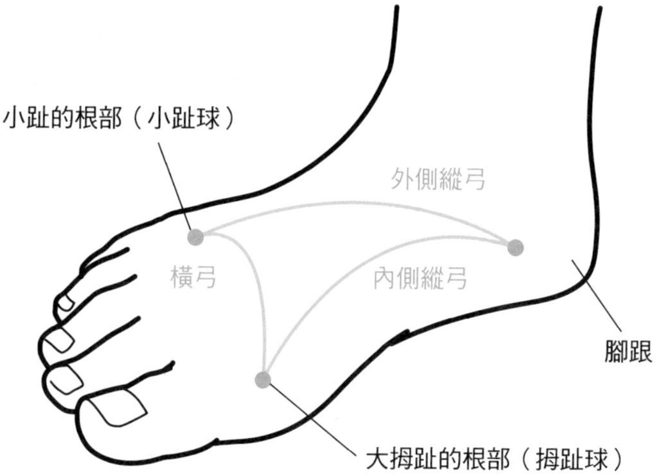

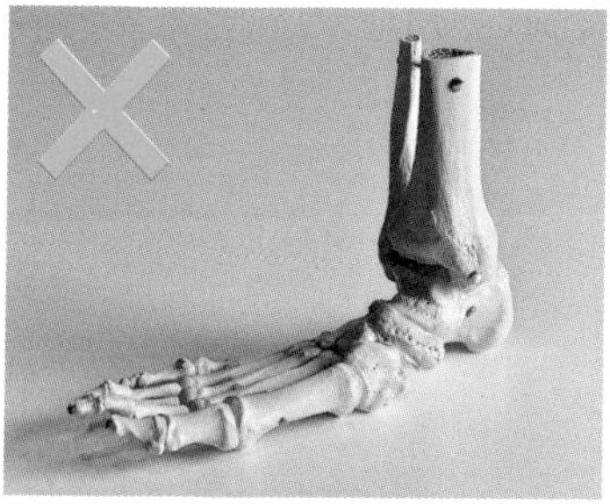

三個足弓完全走樣

體重偏向內側縱弓（或是外側縱弓），會衍生走路不穩，或是對足部關節造成衝擊等問題。

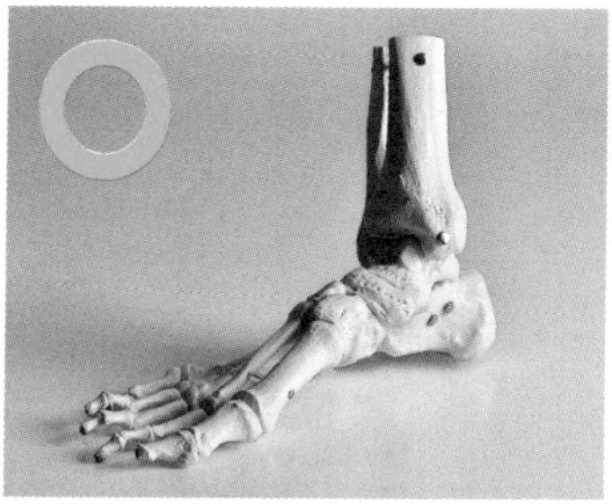

三個足弓保持正常

能以三角構面（第26頁）保持平衡支撐身體。

讓腳跟與腳踝的骨骼能活動自如

人類腳踝的柔軟度極佳，可以活動自如。尤其在步行的過程中，將外側抬高的「足部外翻」動作、將內側抬高的「足部內翻」動作、彎曲腳踝的「背屈」動作以及伸展腳踝的「蹠屈」動作都很重要。舉例來說，假使無法背屈的話，步行時腳尖會下垂，而容易絆倒。

觀察足部構造，會發現人類的腳與其他動物的腳，差異格外明顯的部位就是腳跟的骨骼（踵骨）。人類腳跟的骨頭很大塊，和腳踝一樣能夠向內或朝外，往四面八方活動。腳跟的骨骼上方，存在名為距骨的骨骼，距骨的上方則有兩塊小腿的骨骼（脛骨與腓骨）。這三塊骨骼在步行時會產生連動。假使因為足弓異常導致腳掌機能衰退的話，這個連動便無法妥善運作，將導致膝蓋痛等症狀。為了避免這種現象，大家應常做腳掌運動加以預防。

腳踝與腳跟的動作

足部無法順利背屈或蹠屈，或是腳跟與小腿的連動不順暢的話，將衍生膝蓋痛或是走路不穩等各種問題。

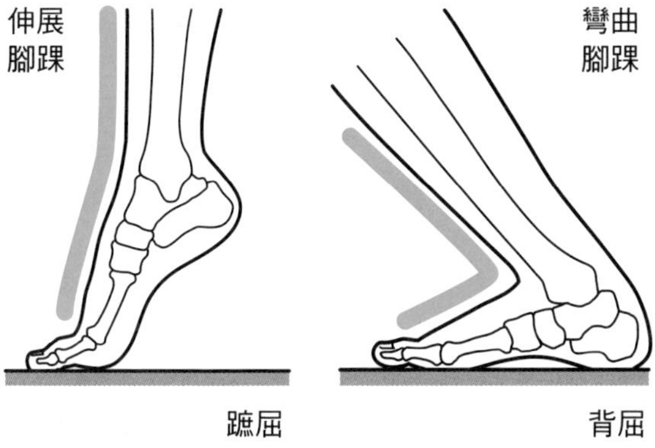

彎曲腳踝的動作稱作背屈，伸展腳踝的動作稱作蹠屈。無法背屈的話，將無法吸收步行時產生的衝擊力，而且也無法順利地移動重心。
另外，假使無法蹠屈，將難以控制平衡，確實踩踏地面的動作也會變得很困難。

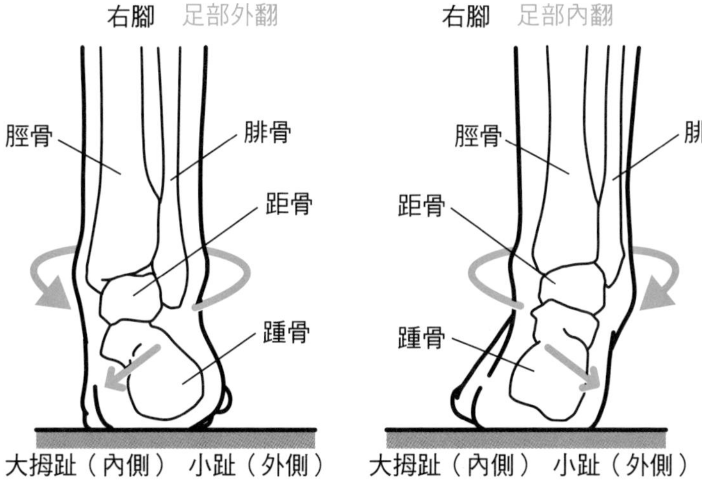

距骨和踵骨可使腳踝朝內或朝外，雖然活動角度不大，但是如果不能像這樣使小腿至腳跟的骨骼連動的話，步行時會造成身體很大的負擔。

腳掌、膝蓋、臀部的連動才是重點

我是一名臀部運動專家，當初會開始關注腳掌，是因為我的腳掌感覺怪怪的，還有臀部運動效果不彰的緣故。

我將臀部形容成引擎，能產生強大的力量，將腳掌用輪胎來解釋，可將這股強大力量傳達至地面。想要走得穩，必須將臀部產生的力量，從腳掌有效率地傳達至地面。

而且臀部還能「吸收步行時來自地面的衝擊力，保護髖關節及膝蓋關節」，腳掌則可以「維持步行時的平衡感」，將「臀部力量傳達至地面」。想要充分發揮這些功能，包含臀部、膝蓋至腳掌，都得位於正確位置才行。比起足關節及髖關節，膝蓋原本就是可動性較差的關節，因此如果膝蓋彎曲時朝內或朝外的話，將帶給膝蓋多餘的負擔。

腳掌、膝蓋、臀部位於正確位置

腳掌至膝蓋及臀部的線條須呈一直線，否則會在膝蓋及腰部等部位，對身體造成極大負擔。

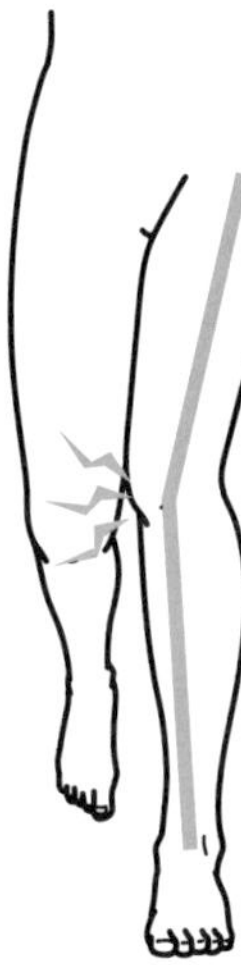

✕

膝蓋彎曲時膝蓋不能朝內（也就是所謂的X型腳）。單靠內側，而不是以三角構面（第26頁）支撐身體，將造成膝蓋關節內側的負擔

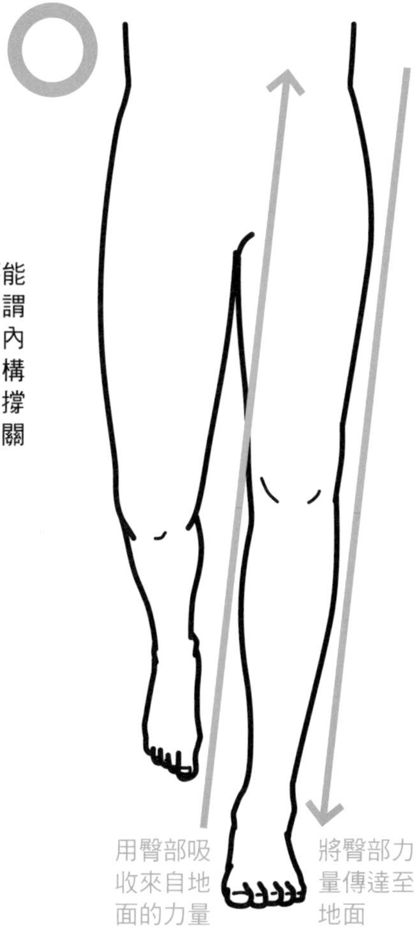

走路時腳掌（腳跟）→膝蓋→臀部的線條呈一直線，才可以有效率地傳達力量，以及吸收衝擊力

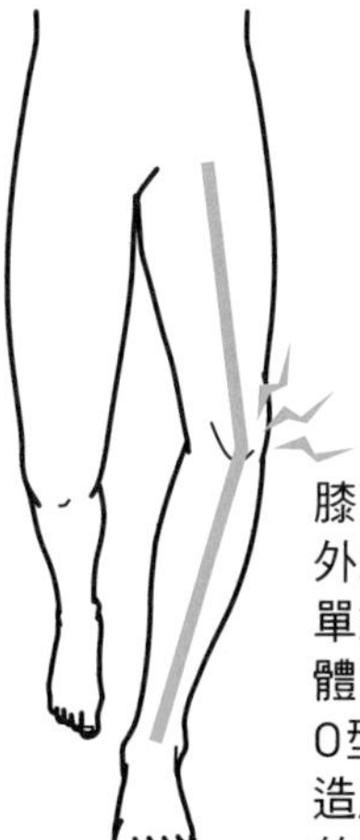

膝蓋彎曲時膝蓋朝外的話，就會變成單靠外側在支撐身體（也就是所謂的O型腳）。這樣會造成膝蓋關節外側的負擔

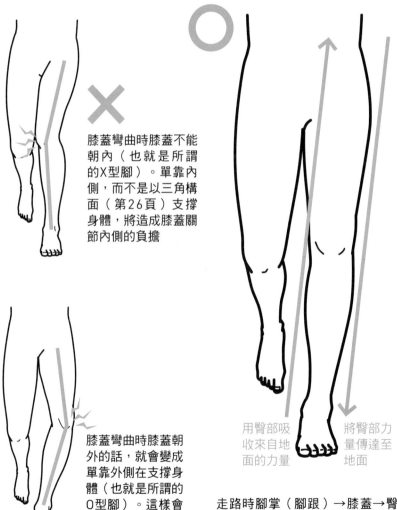

Column

千萬不要用「腳趾抓地」

「腳趾抓地」，就是腳趾彎曲抓著地面或地板以保持身體平衡的狀態，這個動作最常在單腳站立時發生。沒用腳掌的三角構面（第二十六頁）支撐身體的人，會不自覺地用腳趾抓地以保持平衡。單腳站立時，需要極佳的平衡感才能保持平衡。我們在走路時，一定會有一瞬間以單腳的三角構面支撐身體，所以在這種狀態下會用腳趾抓地的人，步行時可能已經習慣用腳趾抓地了。

再次重申，腳趾抓地會破壞足底筋膜（覆蓋在腳掌上的膜）的柔軟度，使得步行時吸收雙腳衝擊的能力變差，所以腳趾抓地並不可取。否則最後將導致足底筋膜發炎，導致腳底出現疼痛現象，這就是所謂的「足底筋膜炎」。

想要避免腳趾抓地成為一種習慣，最有效的作法，就是放鬆由小腿肚延伸至腳尖的肌肉。建議大家養成「入浴時自我按摩（第一二五頁）」的習慣，同時持續做腳掌運動來逐步改善。

第6章

留意小細節
健步如飛
到百歲

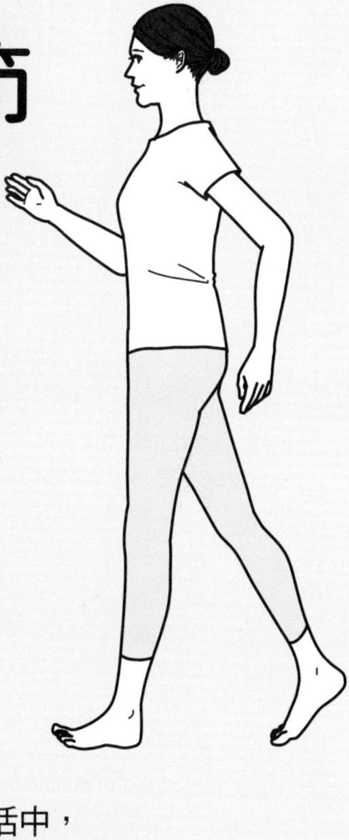

本章介紹在日常生活中，
如何步行、選鞋、飲食的小祕訣，
幫助大家打造健步如飛的體魄。

鍛鍊腳掌不分年齡

肌肉會隨著年齡增長逐漸減少，尤其是用來走路的下半身肌肉量，更會顯著消減。比方說，目前已有研究數據顯示，八十歲的足部肌肉量與二十歲相較之下，減少約七十%（資料來源：「日本高齡者肌肉量的特徵」谷本芳美等人著作，《日本老年醫學會雜誌》47（1）、52-57，二〇一〇）。

根據全身肌肉的功用及構造，可區分成若干群組，像是「揮動手臂」、「抬高足部」這類活動骨骼的肌肉，便稱作「骨骼肌」。骨骼肌還能進一步分類成「主動肌」與「抗重力肌」這兩種。

主動肌以活動身體時使用的肌肉為主，一般長在身體表面。另外，抗重力肌顧名思義就是用來抵抗重力，避免身體左右前後搖晃，維持雙足站立姿勢的肌肉，長在身體內側。

健美選手想要擁有健碩肌肉時，通常以鍛鍊主動肌為主；反觀想要健步如飛走到老的人，最好應鍛鍊抗重力肌。因此想要實現健康自在走到一百歲的願望，並不需要像健美選手一樣，使用槓鈴或啞鈴這類的特別器具，更不用做嚴格的肌肉訓練。抗重力肌只要利用個人體重就能充分鍛鍊出來，所以隨時隨地都能進行訓練。

抗重力肌有一種特性，必須刻意鍛鍊否則容易衰退，而且很難在短時間鍛鍊出來，但是只要持續地用心鍛鍊，不管你今年幾歲，隨時都能鍛鍊出來。平時容易疏忽而少用的抗重力肌，只要稍加刺激，且持之以恆地鍛鍊，就能看出明顯成效。

腳掌周邊也存在許多抗重力肌，所以不管你到了幾歲都能鍛鍊。就連走路會開始覺得吃力，還有正在使用拐杖的人，請大家務必從今天開始來挑戰看看，只要你有心想做腳掌運動，永遠都不嫌遲。

日常生活中應留意小細節

除了做腳掌運動之外，如能在日常生活中留意一些小細節，更能有效提升腳掌機能。

首先建議大家平時盡量赤腳生活。在室內會穿拖鞋的人，如能直接用腳掌踩著地板生活的話，才能一邊感受地板的凹凸不平，一邊取得平衡，充分刺激腳掌，有益腳掌健康；或是到大賣場或上網購買「腳底按摩墊」或是「青竹踏板」等器具，放在家中一角，抽空就站上去踩一踩。

「赤腳有益健康」的概念，外出時也是同理可證，詳細說明請參閱第一一六頁，建議大家盡量選購鞋底較薄的鞋款。

增加步行機會，也能看出不錯的效果。例如「不騎自行車到附近的超商，改用走路前往」、「繞遠路而不走平時常走的路」、「盡量爬樓梯」，留意這方面的小細節，就能聚沙成塔，看出明顯差異。

另外，外出時最適合做腳掌運動的地方，其實是在捷運裡。搭捷運時，會左右前後搖晃，所以光是站著就能做運動，對腳掌十分有助益。

請大家先從抓著吊環雙腳站著做起，習慣之後，再來挑戰「單腳稍微離地站著」、「不拉吊環站著」等等的動作，效果將更加顯著。如果突然要大家長時間站立會覺得很為難的話，也可以「提前一站離座，站到下車」。

但凡事嚴禁過於勉強。走路肯定有益健康，但是如果是在腳掌及臀部肌肉還沒鍛鍊好，身體尚未做好準備的狀態下長時間健走的話，可能將導致關節疼痛等現象。

上健身房做運動也要特別留意。諸如游泳或是水中健走，藉由浮力在重力減輕的狀態下做運動的話，並無法確實鍛鍊到抗重力肌，更無法有效鍛鍊到腳掌肌肉。喜歡游泳的人，最好也要做一做腳掌運動。

平日步行應注意重心的移動方式

想要提升腳掌機能，也應留意平時的步行方式。最適當的走路方式，第一步必須用腳跟確實踩在地面上，其次要使用腳跟至腳掌外側線條，將重心移動至小趾側，接下來，再將重心移動至大拇趾根部，使力量傳達至地面。如果無法將重心從腳掌後方順暢移動至前方，代表你的腳掌機能衰退了。除了擔心自己腳掌機能衰退的人之外，包括目前腳掌機能還沒出現問題的人，最好都要重新檢視自己的步行方式。

在日常的一舉一動中，還有一個動作希望大家特別留意，就是爬樓梯的方式。樓梯乃絕佳的運動場所，有機會大家一定要積極運用。爬樓梯時有一點要特別注意，必須用整個腳掌著地。腳掌踏上階梯時，應刻意使腳尖抬高，才能正確著地。

鍛鍊腳掌的步行與爬樓梯的方式

走路以及爬樓梯，皆有助於強化腳掌。只要平時多加留意，就能成為十分有效的運動。

步行方式

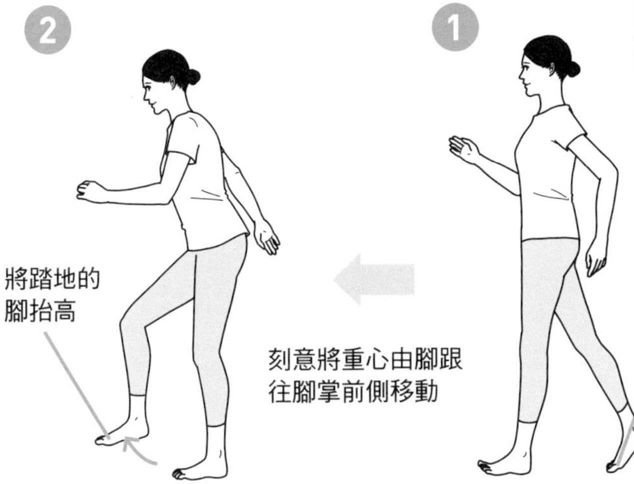
腳踩地時，從腳背將腳尖抬高，再確實地用腳跟著地
將踏地的腳抬高
刻意將重心由腳跟往腳掌前側移動
用後腳大拇趾根部踏地

爬樓梯的方式

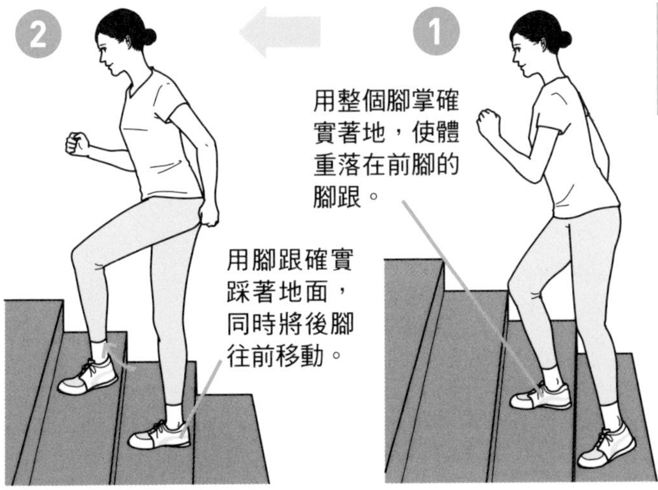
用整個腳掌確實著地，使體重落在前腳的腳跟。
用腳跟確實踩著地面，同時將後腳往前移動。
腳踩上樓梯時，刻意將腳尖抬高，用整個腳掌著地。

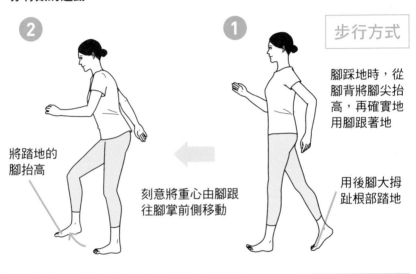

挑選對雙腳最好的鞋子和襪子

人類原本就是赤腳過日子。知名的李奧納多．達文西曾說過：「腳是人體工學上最偉大的傑作，也是無與倫比的藝術作品。」認為足部是相當進化的部位，原本就具備能夠順暢步行的機能，根本不需要依賴鞋子。但在文明生活中，鞋子成為必需品，老實說，現代生活外出時是無法赤腳過日子的，所以如何挑選鞋子非常重要。

挑選鞋子的第一個重點，就是鞋底的厚度。依據人類身體的構造，步行時並不需要依賴鞋子吸收對身體造成的衝擊。只要不是像運動這般激烈的動作，平常走路時建議大家穿著薄底的鞋子，以免妨礙足部機能。但是足部機能已經衰退的人，乍然選購薄底鞋子的話，有時可能無法完全吸收衝擊力道。所以一開始請選購鞋底較厚的鞋款，同時進行腳掌運動，再逐步換穿薄底的鞋子即可。最理想的鞋子厚度，最好要能感覺到道路的凹凸不平。

第二個重點，是腳背與腳尖。腳背的部分會影響到橫弓，所以最好能穩穩地固定在腳背上，因此，以可依照腳背調節寬鬆，可綁鞋帶的鞋款為宜。另外，在腳尖的部分，請大家選擇較為寬鬆，使腳趾有空間活動的鞋款。

最不理想的鞋款，就是整體過大的鞋子，還有硬到會拘束足部的鞋子。會拘束足部的鞋子，會使腳趾無法自由活動，使足弓發生異常。最具代表性的鞋款，就是男性的皮鞋，還有女性的高跟鞋。尤其女性的尖頭高跟鞋要特別小心，大家都知道這會導致拇趾外翻。正式場合雖然難以避免，但還是不建議大家長時間穿著走路。

在襪子方面，如果穿在鞋子裡的襪子會滑的話，很難用適當的步行方式行走，所以最好選擇不會滑的襪子。還有腳趾活動不會受限，不會影響腳掌感覺，好比五趾襪及薄襪，也十分推薦大家選購。

輕鬆做，且「做滿一年」再說

據說我們人類的細胞，會以三個月為周期汰舊換新。所以基本上想藉由腳掌運動改變身體，也需要三個月的時間，必須堅持下去才能看出成果。

持之以恆非常重要，就算在看到成果之後，也要持續做下去。舉例來說，當你覺得「走路時比之前順暢多了」，於是便停止做腳掌運動的話，恐將故態復萌。

究竟要怎麼做，才能持之以恆呢？

最常見的失敗案例，就是一開始做得太拚命，這就是典型的三分鐘熱度。重點在於，現在從自己做得到的程度開始做起。一開始，每天做一點運動就好，只要能做到「今天做過的運動，一年後也能做得到」的程度即可。請大家想想看一天能完成幾種運動？初期只能完成一種或兩種運動也無妨，只要好好完成每天做得到的運動，再逐漸增加運動的種類，這樣才不會為自己帶來壓力。做運動的時間短短一分鐘也行，想要做久一點的話，再從五分鐘開始慢慢增加。每天都要做滿三十分鐘的運動或許很難，但是應該沒有人連一分鐘的運動都做不到才對。

本書的基本運動，設計成十分鐘左右就能做完，當然每天都能持之以恆的人，如果能全部做完最為理想。但是就算單做腳趾猜拳運動中的「石頭」動作，也好過完全不做運動的人，所以堅持下去的話，做多少就能看出多少成果。

腳掌運動有別於減肥，效果無法用肉眼清楚辨別，或許很難實際感受得到。當你發現「現在似乎比之前走得更遠了」，或是朋友告訴你「走路速度變快了」，這些變化正代表你的腳掌經過鍛鍊後進化了。只要你能感覺到這些微小的變化，就有助於激勵自己繼續鍛鍊下去。

均衡飲食 才能長肌肉

努力強化腳掌之際，飲食方面希望大家務必攝取的一種維生素，就是蛋白質。蛋白質和碳水化合物及脂質並列，屬於三大營養素之一，主要用來打造身體，為身體的主要成分。當然身體要長出肌肉，也少不了蛋白質。

無論男女老幼，我建議大家蛋白質的每日攝取量，每公斤體重應達到一．五公克（舉例來說，體重六十公斤的人，應攝取九十公克）。常聽人說：「上了年紀後，食量變小了」，但是即便年紀變大，必需的蛋白質攝取量還是不變，再加上隨著年紀增長，營養素的吸收力會變差，因此不管年過幾歲，還是必須充分攝取蛋白質。

蛋白質富含於肉、魚及乳製品等食物當中，這些蛋白質稱作動物性蛋白質。另外，我尤其希望大家刻意攝取的蛋白質，則是內含於大豆等食物當中的植物性蛋白質。由大豆製成的豆腐，以及納豆及黃豆粉，也十分推薦大家食用。

鈣質這種營養素，也非常建議大家積極攝取。鈣質為打造骨骼必需的營養素，缺鈣的話，骨骼會變空洞，將對健康帶來不良影響。海苔等海藻類及小魚、牛奶及起司等乳製品、小松菜及青江菜等蔬菜，還有大豆等食物，都是含有豐富鈣質的食物。

只是不能因為對身體有益，便一味的吃豆腐，偏食將影響身體健康。比方說，攝取過多動物性蛋白質的人，據說心肌梗塞或是腦梗塞的風險便會升高（我會建議大家攝取植物性蛋白質，就是因為這個緣故）。此外，若要打造骨骼，還需要維生素及礦物質等多種營養素，才能幫助鈣質吸收。

飲食方面應留意蛋白質及鈣質的攝取，同時不能挑食，飲食必須均衡，才是正確的觀念。假使有某一種營養素總是攝取不足的話，也能適度利用健康食品加以補充。

靠「雙效運動」輕鬆強化腳掌

日常生活中習慣性的一舉一動，只要多用點心，就有助於強化腳掌。我將這種一心二用輕鬆實行的作法，稱作「雙效運動」。用來強化腳掌的運動，首重持之以恆。只要在合理範圍內，請大家一定要做做看「雙效運動」。

我想介紹給大家的第一種「雙效運動」，就是邊吸地邊進行的「單腳平衡」運動。作法很簡單，只要在吸地時單腳站立，維持這種姿勢五秒鐘左右，接下來再將腳往前踏出去即可。腳抬得不高也無妨。重點不在於「腳能抬得多高」，而是「腳踏出去時能不能保持平衡」。

使用吸塵器時會朝向各種方向吸地，這時候正是強化腳掌的大好良機。此外，偶而往前跨出一大步的話，效果更佳。還有最理想的方式，是盡可能赤腳做雙效運動。

雙效運動除了在吸地時能做之外，用除塵紙拖把擦地時也能做做看。

入浴時按摩一下足部，也能看出不錯的效果。腳掌有神經聚集，具有感知器的作用，所以輕輕按壓就能充分刺激到腳掌。按摩的過程中，如果有發現硬邦邦的部位，請輕柔地加以放鬆。肌肉具有一種傾向，少用就會變硬，若是置之不理，機能將逐步衰退。

切記，要用自己的手指按摩足部，用手指一邊確認變硬的部位，才能巧妙控制力道按摩足部。力道大小，在自己能力範圍內即可，並不需要用力按壓到會覺得痛的程度。入浴時按摩足部，是因為身體溫熱後，在血液循環變好的狀態下才容易按摩，效果也會比較明顯，其實只要日常生活中方便按摩的時間，好比就寢前坐在棉被上按摩也無妨。

使用吸塵器時訓練單腳平衡

吸地時單腳站立，維持這個姿勢五秒鐘的時間，然後再將離地的那隻腳往前踏出去。左右腳輪流進行。

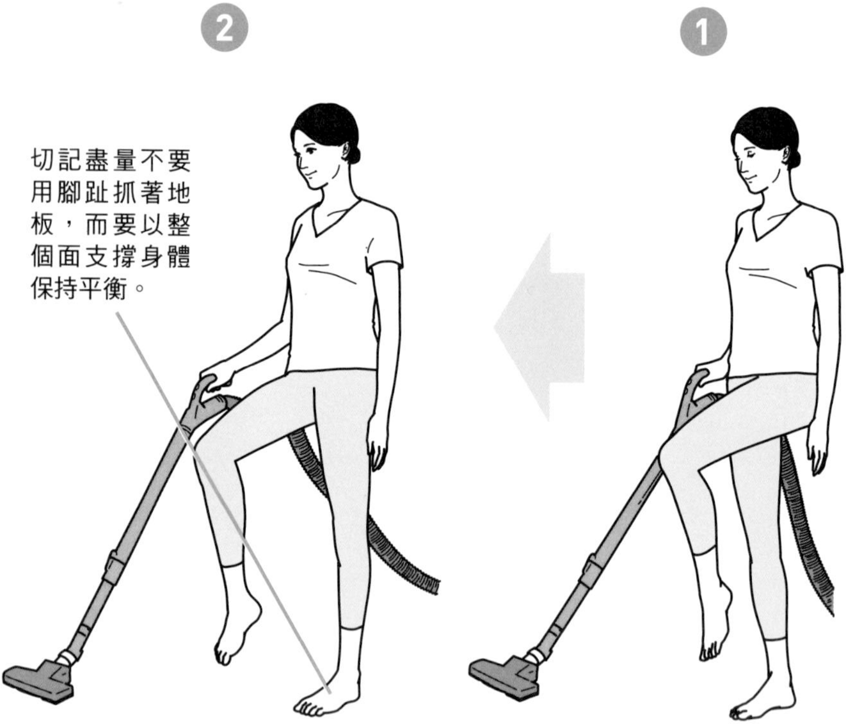
2
1
切記盡量不要用腳趾抓著地板，而要以整個面支撐身體保持平衡。

將離地的那隻腳往前踏出去，然後另一隻腳也單腳站立維持五秒鐘。這個動作須反覆進行。

單腳離地的姿勢維持五秒鐘左右。

入浴時自我按摩

從阿基里斯腱開始，沿線按摩腳踝骨、腳心、腳跟、小趾根部、大拇趾根部。這一連串的按摩動作，單腳須做三回合。

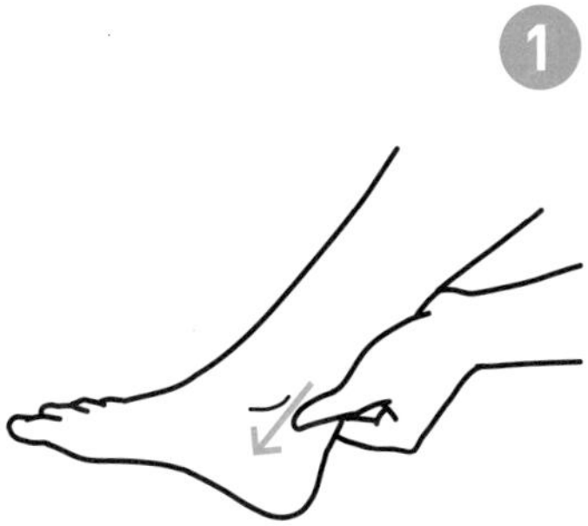

從阿基里斯腱的內側部分，由上往腳跟方向按摩加以放鬆。建議按摩十次。

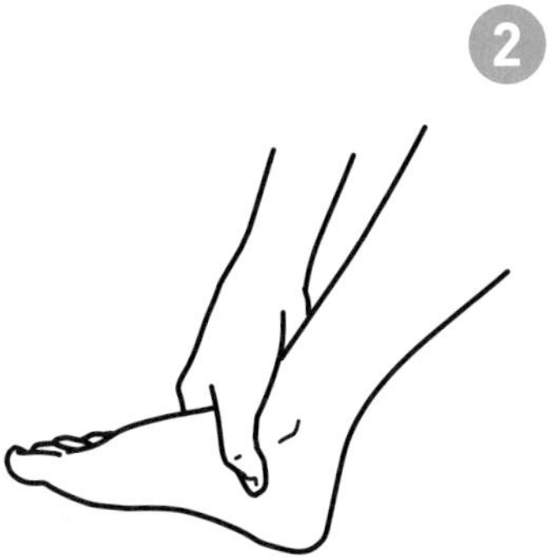

用大拇趾搓揉腳踝骨下方的部分。建議搓揉二十秒。

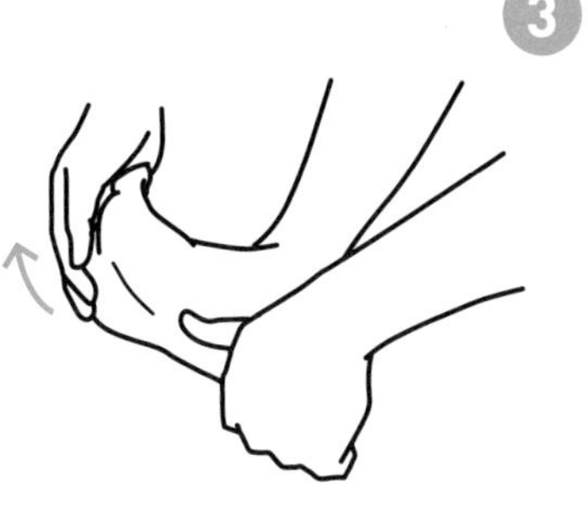

將所有腳趾後彎，再按壓腳心。腳心全部都要按壓到，整個過程應達到二十秒。

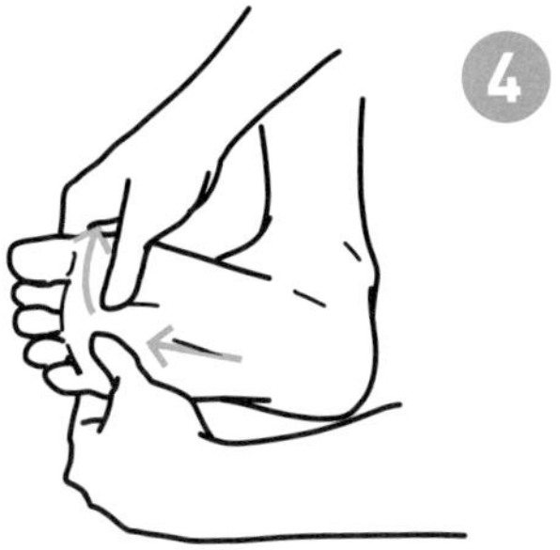

用手指沿線逐一按壓腳跟、小趾根部、大拇趾根部。手指沿線移動加以按壓，建議整個過程應達到三十秒。

結語
臀部是引擎，腳掌是輪胎

我是名臀部運動專家，曾指導過逾三萬人次如何做訓練。誠如本書提到的，想要健步如飛走到老，臀部肌肉萬萬不可欠缺。此外，我覺得和臀部同等重要的部位，就是腳掌。

腳掌聚集了許多骨骼及肌肉，在人類身體當中，屬於構造最為精密的部位，這點幾乎無人不知無人不曉。除了鋪設完善的道路之外，我們還能走在凹凸不平的路面，甚至能登上岩山，行走在各式各樣的場所。平時通常不會留意到，但這全是靠腳掌肌肉及骨骼的精細動作，同時配合地面保持平衡，扎實踏穩腳步，才可能實現步行的動作。

尤其人類的腳掌，具有其他動物缺乏的內側縱弓、外側縱弓、橫弓這三個足弓。

當這三個足弓聯手發揮作用，在腳跟、小趾根部、大拇趾根部形成「三角構面」確實支撐起身體，才能維持平衡。

但是腳掌有一大弱點，就是構造十分精密，此外，也非常纖細而容易損壞。舉例來說，一旦三個足弓中的一個足弓發生異常，導致機能變差的話，將連帶影響到其他足弓，使腳掌不再能以三角構面支撐身體，改以線的方式支撐。這樣一來，腳掌的各種機能，尤其維持平衡的能力將大幅下降。

再說，當腳掌的平衡感變差，臀部具備的「步行原動力」將無法澈底傳達至地面。於是，你會逐漸覺得「爬樓梯或爬坡時很吃力」，變得「容易絆倒」，最後步幅會變小，呈現「走路速度變慢」的狀態。演變至此的話，很遺憾的是，你將無法健步如飛走到老了。為了避免這種情形，必須努力阻止腳掌機能衰退才行。

這次為大家介紹的運動，不需要使用任何工具，而且隨時隨地都能進行。一天做一點也好，只要能「每天持續做」，你的腳掌機能保證會開始進化。看過本書後，請你養成鍛鍊腳掌的習慣，這將會是個大好良機，讓你練就健康自在走到老的腳掌。請大家從今天開始勤練腳掌！

臀部運動專家　松尾タカシ

HealthTree
健康樹　健康樹系列 131

練腳掌是最好的復健！：

三萬人親身實證，鍛鍊腳掌有助運動傷害回復、舒緩關節痛、擺脫足底筋膜炎

足裏を鍛えれば死ぬまで歩ける！

作　　者　松尾タカシ
監　　修　前田慶明
譯　　者　蔡麗蓉
總 編 輯　何玉美
主　　編　紀欣怡
責任編輯　李靜雯
封面設計　張天薪
版型設計　楊雅屏
內文排版　許貴華
日本工作團隊　編集協力：ケイ・ライターズクラブ
取材協力：西田和代（プロイデア オフィス）
示範模特兒：大橋規子（スペースクラフト）

出版發行　采實文化事業股份有限公司
行銷企畫　陳佩宜・黃于庭・馮羿勳・蔡雨庭
業務發行　張世明・林踏欣・林坤蓉・王貞玉
國際版權　王俐雯・林冠妤
印務採購　曾玉霞
會計行政　王雅蕙・李韶婉
法律顧問　第一國際法律事務所　余淑杏律師
電子信箱　acme@acmebook.com.tw
采實官網　www.acmebook.com.tw
采實臉書　www.facebook.com/acmebook01

I S B N　978-986-507-070-0
定　　價　300 元
初版一刷　2020 年 1 月
劃撥帳號　50148859
劃撥戶名　采實文化事業股份有限公司
10457 台北市中山區南京東路二段 95 號 9 樓
電話：（02）2511-9798　　傳真：（02）2571-3298

國家圖書館出版品預行編目資料

練腳掌是最好的復健！：三萬人親身實證，鍛鍊腳掌有助運動傷害回復、舒緩關節痛、擺脫足底筋膜炎 / 松尾タカシ著；蔡麗蓉譯 . -- 初版 . -- 臺北市：采實文化，2020.01
128 面；14.8*21　公分 . --（健康樹系列；131）
譯自：足裏を鍛えれば死ぬまで歩ける！
ISBN 978-986-507-070-0（平裝）
1. 腳 2. 健康法
416.619　　108019758

ASHIURA WO KITAEREBA SHINUMADE ARUKERU!
By Takashi MATSUO
Supervised by Noriaki MAEDA

Illustrations by Chiharu NIKAIDO
Photographs by Yu TSUTANO
First original Japanese edition published by IKEDA Publishing Co.,Ltd.
Traditional Chinese edition copyright ©2020 by ACME Publishing Co., Ltd.
Traditional Chinese translation rights arranged with PHP Institute, Inc.
through Keio Cultural Enterprise Co., Ltd.

采實出版集團 ACME PUBLISHING GROUP